Vorwort

Bei mindestens jeder dritten Diagnose stützt sich der Arzt auf die Ergebnisse von Laboruntersuchungen. Ihre Analyse gibt uns tiefe Einblicke in das Innere des Körpers, denn fast jede Krankheit hinterlässt ihre Spuren im Blut oder Urin. Ein kleiner Tropfen Blut oder Harn kann über unseren Zustand daher manchmal mehr aussagen als komplizierte Untersuchungen.

Aber was bedeutet der Ausdruck »Normalwerte«? Welche Werte sind eigentlich normal? Und was bedeuten Abweichungen, eine Erhöhung oder ein Abfallen der Werte? Der Begriff Normalwert sagt nicht mehr aus, als dass ungefähr 95 Prozent der Bevölkerung innerhalb dieses Messbereiches liegen, während die restlichen fünf Prozent von diesen Werten abweichen, ohne deswegen jedoch krank zu sein.

Dieses Buch bietet Ihnen Hintergrundwissen, übersichtlich und verständlich dargestellt. Zusammenhänge zwischen gesundheitlichen Störungen und Laborwerten werden genau erklärt. Dabei soll das Gespräch mit Ihrem Arzt keineswegs ersetzt, sondern im Gegenteil der Dialog verbessert werden. Vergessen Sie bei alldem nicht: Der Mensch ist mehr als die Summe seiner Laborwerte!

Maria Lohmann

Inhalt

Maria Lohmann

Laborwerte
verstehen

Kompakt-Ratgeber

- Blut-, Urin- und Stuhlanalysen
- Normalwerte im Überblick
- Fachbegriffe und wichtige Abkürzungen

Haben Sie Fragen an Maria Lohmann?
Anregungen zum Buch?
Erfahrungen, die Sie mit anderen teilen möchten?

Nutzen Sie unser Internetforum:
www.mankau-verlag.de

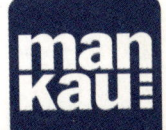

Impressum

Bibliografische Information der Deutschen Nationalbibliothek
Die Deutsche Nationalbibliothek verzeichnet diese Publikation in der
Deutschen Nationalbibliografie; detaillierte bibliografische Daten sind
im Internet über http://dnb.d-nb.de abrufbar.

Maria Lohmann
Laborwerte verstehen
Kompakt-Ratgeber
ISBN 978-3-86374-158-7
2. Aufl. Juni 2014 (1. Aufl. März 2014)

Mankau Verlag GmbH
Postfach 13 22, D-82413 Murnau a. Staffelsee
Im Netz: www.mankau-verlag.de
Internetforum: www.mankau-verlag.de/forum

Redaktion: Julia Feldbaum, Augsburg
Endkorrektorat: Susanne Langer M. A., Traunstein
Gestaltung Umschlag: Sebastian Herzig, Mankau Verlag GmbH
Energ. Beratung: Gerhard Albustin, Raum & Form, Winhöring
Layout: X-Design, München
Satz und Gestaltung: Lydia Kühn, Aix-en-Provence, Frankreich

Abbildungen/Fotos: Nazzu – fotolia.com (6/7); itsmejust – fotolia.com (25);
oza – fotolia.com (31); womue – fotolia.com (32/33); Johanna Mühlbauer –
fotolia.com (37); Yuriy Kulik – fotolia.com (44); stokkete – fotolia.com (54/55);
Schlierner – fotolia.com (56); lamax – fotolia.com (69)

Druck: Westermann Druck Zwickau GmbH, Zwickau/Sachsen

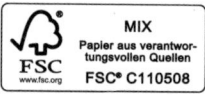

MIX
Papier aus verantwor-
tungsvollen Quellen
FSC
www.fsc.org   FSC® C110508

Hinweis für die Leser:
Die Autorin hat bei der Erstellung dieses Buches Informationen und Ratschläge
mit Sorgfalt recherchiert und geprüft, dennoch erfolgen alle Angaben ohne
Gewähr. Bitte respektieren Sie die Grenzen der Selbstbehandlung und suchen
Sie bei Erkrankungen einen erfahrenen Arzt oder Heilpraktiker auf.

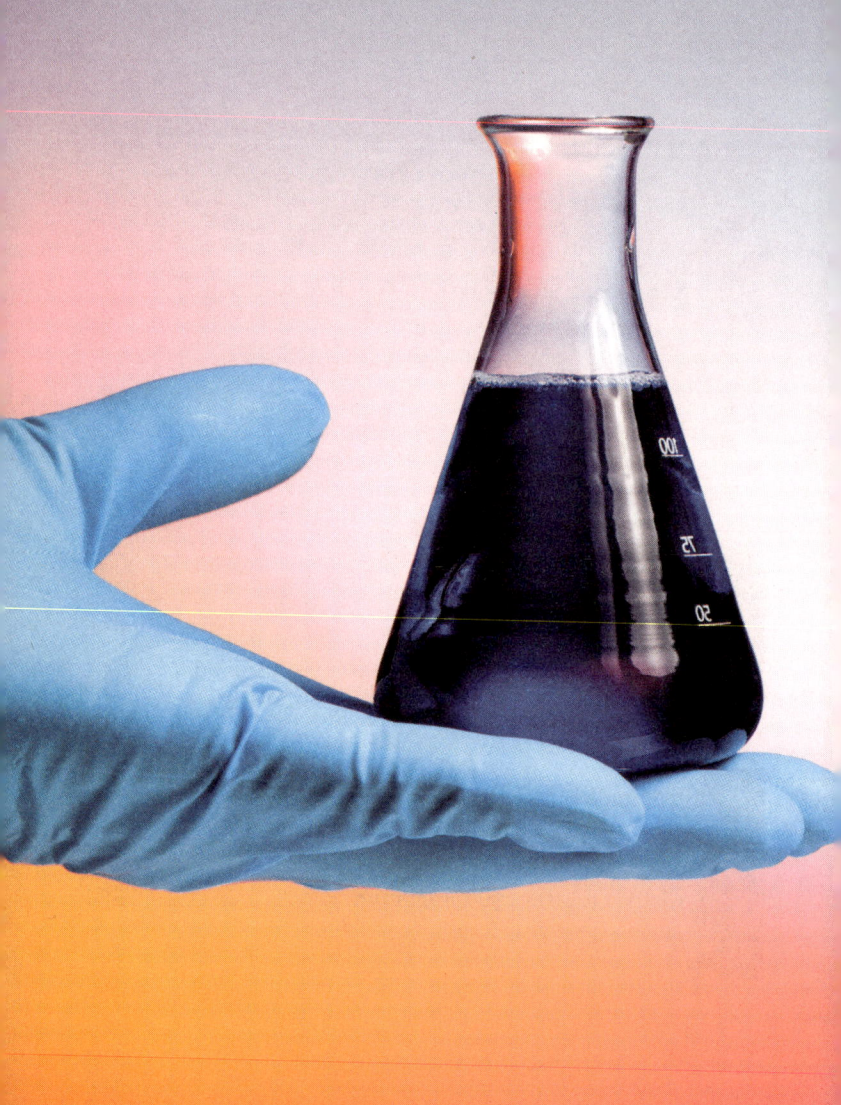

Laborwerte und ihre Bedeutung

Laborwerte geben Aufschluss oder zumindest erste Hinweise über die verschiedensten körperlichen Störungen. Informieren Sie sich über Hintergründe, Messwerte und deren Deutungen und lernen Sie Ihren Körper besser verstehen!

Das Blut

Dass Blut ein »ganz besonderer Saft« ist, wusste schon Goethe. Das Blut besteht aus festen Blutkörperchen und flüssigen Bestandteilen (Plasma). Es gibt rote und weiße Blutkörperchen sowie Blutplättchen. Das Plasma ist eine klare, gelbliche Flüssigkeit, die zu 90 Prozent aus Wasser besteht und lebensnotwendige Substanzen enthält. Heute spielen Laboruntersuchungen in der Medizin eine zentrale Rolle bei der Diagnose und Überwachung von Therapien. Da das Blut bei nahezu jeder Krankheit seine Zusammensetzung verändert, lässt sich aus seinen Werten viel über den Zustand der meisten Organe schließen.

Die Blutentnahme

Wenn eine Blutanalyse im Labor durchgeführt werden soll, muss der Arzt dazu eine ausreichende Menge an Blut entnehmen, das in Kunststoffröhrchen abgefüllt wird. Diese sind mit einem Stoff präpariert, der die Blutgerinnung verhindert. Im Labor wird das Blut zentrifugiert, d. h. es wird mit hoher Geschwindigkeit geschleudert, wodurch seine festen und flüssigen Bestandteile voneinander getrennt werden. Für viele Bluttests wird Serum benötigt, das im Gegensatz zum Plasma kaum Gerinnungsfaktoren und auch keine Blutzellen enthält und deshalb besser untersucht werden kann. Die Bestimmung von Blutkörperchen und vielen weiteren Werten erfolgt in den Labors vollautomatisch.

Blutentnahme aus der Kapillare erfolgt an der Fingerkuppe oder am Ohrläppchen und ist für die Untersuchung von Blutzucker und Hämoglobin geeignet. Das Kapillarblut stammt aus den kleinsten Blutgefäßen und ist mit etwas Zellflüssigkeit vermischt. Das erklärt, warum die Laborergebnisse von Kapillarblut und von Blut aus der Armvene nicht völlig übereinstimmen; gewisse Abweichungen sind dabei normal. So ist die Glukosekonzentration im Kapillarblut etwas höher als im Venenblut.
Blut aus der Vene ist sauerstoffarm und wird am Arm bzw. in der Ellenbeuge mit einer Nadel abgenommen. Dies ist die häufigste Art der Blutentnahme, vor allem, wenn größere Mengen benötigt werden.

INFO

AUFBEREITUNG DES BLUTES

Vollblut = Blutzellen plus flüssige Bestandteile plus Gerinnungsstoffe

Plasma = Flüssige Blutbestandteile plus Gerinnungsstoffe

Serum = Plasma ohne Gerinnungsstoffe

Blut aus der Arterie ist sehr sauerstoffreich. Es wird für eine spezielle Untersuchung zur Bestimmung von Sauerstoff und Kohlendioxid sowie zur Festlegung des pH-Wertes entnommen. Diese Untersuchung wird in aller Regel im Krankenhaus und bei Spezialisten, wie z. B. Lungenfachärzten, durchgeführt.

INFO

WARUM NÜCHTERN ?

Nahrungsmittel können die Blutwerte erheblich beeinflussen, dies gilt besonders für die Blutzucker- und Fettwerte. Die letzte Nahrungsaufnahme sollte also zwölf Stunden zurückliegen. Das gilt auch für die morgendlichen Medikamente; ein kleiner Schluck Wasser ist erlaubt. Alle in diesem Buch angegebenen Normalwerte beziehen sich auf die Nüchtern-Blutentnahme.

Was sind Normalwerte?

In einigen Büchern werden auch die Begriffe »Referenzbereich« oder »Referenzwerte« verwendet, die nahezu die gleiche Bedeutung wie der Begriff »Normalwertbereich« haben, also einen bestimmten Bereich definieren, in dem alle Werte als normal gelten. Wer sich näher mit Laborwerten beschäftigt, wird feststellen, dass die in diesem Buch genannten Normalwerte von anderen Angaben häufig leicht nach oben oder unten abweichen. Das liegt daran, dass von Labor zu Labor die Werte methodenabhängig geringfügig unterschiedlich sein können, z. B. aufgrund einer etwas anderen Labor- und Messtechnik oder unterschiedlicher Laborgeräte und Testsubstanzen. Deshalb werden auf dem Laborbefundblatt hinter jedem Wert die Referenzbereiche (mit oberen und unteren Grenzwerten) des jeweiligen Labors angegeben.

Falls also Ihr Arzt etwas andere Normalwerte als die hier Genannten benutzt, ist das kein Grund zur Verunsicherung, solange Ihre Werte nicht übermäßig von den Normwerten abweichen.

Alte und neue Maßeinheiten

Bei Laborwerten wird noch immer mit zweierlei Maß gemessen. Die »alten« konventionellen Werte werden bevorzugt in der Maßeinheit Milligramm oder Gramm angegeben.

Um aber Messwerte international verwerten zu können, ist in den Naturwissenschaften ein standardisiertes System eingeführt worden: die sogenannten SI-Einheiten (Système international d'unités). Für die Labormedizin bedeutet das: Bei allen Substanzen, deren Molekulargewicht bekannt ist, soll die Angabe in Mol erfolgen anstelle der bisherigen Einheiten Gramm und Milligramm. Nur wenn die Molekülmasse nicht bekannt ist, verzichtet man auf die SI-Einheiten und verwendet weiterhin g/mg/µg. Soweit möglich, sind in diesem Buch beide Angaben genannt.

Welche Faktoren beeinflussen die Blutwerte?

- **Geschlecht:** Bei vielen Laborwerten werden für Männer und Frauen unterschiedliche Normalwerte angegeben. Diese Werte stehen im Zusammenhang mit Unterschieden in der Körpergröße, im Gewicht, in der Muskelmasse und beim Hormonstatus.

◆ **Alter:** Eine ganze Reihe von Blutwerten steigt ab dem fünfzigsten Lebensjahr an. Hierzu gehören vor allem: Rheumafaktoren, Cholesterin, Triglyzeride, Homocystein, Harnstoff, Blutkörperchensenkungsgeschwindigkeit (BSG), Zuckerbelastungstest und die Kreatinin-Clearance.

◆ **Ernährung:** In Abhängigkeit von Zusammensetzung und Menge einer Mahlzeit und dem zeitlichen Abstand der letzten Mahlzeit von der Blutentnahme steigen die Blutspiegel von Werten wie Blutzucker, Triglyzeriden und Fettsäuren an. Deshalb sollte die Blutentnahme in nüchternem Zustand, d. h. nach einer zwölfstündigen Nahrungspause, erfolgen.

◆ **Alkohol:** Der Konsum von Alkohol hat sowohl kurzfristig als auch langfristig Einfluss auf die Laborwerte, besonders auf die Leberwerte.

◆ **Medikamente:** Zahlreiche Medikamente beeinflussen die Laborwerte, daher sollten dem Arzt alle Arzneimittel bekannt sein, die Sie einnehmen.

◆ **Körperliche Anstrengung und Stress:** Körperliche Anstrengung, die weniger als drei Stunden zurückliegt, sogar längeres Stehen, führt zu einer Verfälschung der Messwerte z. B. von Hämatokrit, Hämoglobin, Cholesterol sowie Muskelenzymen. Vor der Blutentnahme ist es daher ratsam, sich auszuruhen.

◆ **Körperlage:** Die Körperlage bei der Blutentnahme beeinflusst die Konzentration einzelner Stoffe erheblich. Deshalb sollte das Blut immer in derselben

Körperlage – entweder im Sitzen oder im Liegen – entnommen werden.

- **Tageszeit:** Der Hormonspiegel ist mehr oder weniger großen tageszeitlichen Schwankungen unterworfen, so ist z. B. der Kortisonwert morgens am höchsten. Daher ist bei Kontrollen die Blutentnahme zur gleichen Tageszeit wichtig.

Die Aufgaben des Blutes

Der Körper eines erwachsenen Menschen enthält zwischen vier und sechs Liter Blut (etwa acht Prozent des Körpergewichts), das über das weit verzweigte Netz der Blutgefäße jeden Winkel des Körpers erreicht und versorgt. Das »flüssige Organ« Blut wird im Knochenmark gebildet und hat eine ganze Reihe von wichtigen Aufgaben zu erfüllen:

- Transportfunktion (Sauerstoff, Kohlendioxid, Nährstoffe, Hormone, Enzyme, Abfallstoffe)
- Abwehrfunktion (Bekämpfung von Krankheitserregern, Abbau degenerierter körpereigener Zellen)
- Pufferfunktion (pH-Wert des Blutes liegt im engen Bereich von 7,35–7,45 (leicht alkalisch): Puffer für ein stabiles Säure-Basen-Gleichgewicht)
- Blutgerinnung (Fibrinogen, Schutz vor übermäßigen Blutverlusten)
- Regulierung der Körpertemperatur (ständige Blutzirkulation garantiert gleichbleibende Körpertemperatur von 36,5 Grad Celsius)

Das Blutbild

Die Bestimmung des Blutbildes ist eine der häufigsten Laboruntersuchungen. Dabei wird zwischen dem kleinen Blutbild (es umfasst die Untersuchung von roten und weißen Blutkörperchen, Blutplättchen, Hämoglobin und Hämatokrit, MCV, MCH, MCHC) und dem sogenannten Differenzialblutbild unterschieden.

Im Differenzialblutbild werden die verschiedenen Unterarten der weißen Blutkörperchen (Leukozyten) und deren Form genau bestimmt und differenziert – daher auch der Name Differenzialblutbild.

Kleines (»rotes«) Blutbild und (»weißes«) Differenzialblutbild zusammen ergeben das große Blutbild.

INFO

BESTANDTEILE DES BLUTES

Unser Blut enthält feste Bestandteile (ca. 45 %): Das sind Blutkörperchen, also rote Blutkörperchen (Erythrozyten), weiße Blutkörperchen (Leukozyten) und die sogenannten Blutplättchen (Thrombozyten). *Zudem gibt es flüssige Bestandteile (ca. 55 %), das sogenannte Blutplasma:* Es besteht aus 90 % Wasser, 8 % Eiweißen, aus Fetten, Zucker, Mineralstoffen und Spurenelementen, Enzymen, Vitaminen, Gerinnungsstoffen, Stoffwechselabbauprodukten und Hormonen.

Erythrozyten (rote Blutkörperchen)
Normalwerte:
Männer 4,5–5,9 Millionen/µl
Frauen 4,1–5,1 Millionen/µl

Die roten Blutkörperchen stellen mit 99 Prozent die größte Gruppe der Blutzellen dar. Ihr wichtigster Bestandteil ist das eisenhaltige Hämoglobin, das dem Blut die rote Farbe gibt. Die roten, scheibchenförmigen und kernlosen Blutkörperchen sind für den Transport von Sauerstoff zu den Zellen und den Abtransport von Kohlendioxid zuständig. Nach einer Lebenszeit von etwa vier Monaten werden die roten Blutkörperchen in Leber und Milz abgebaut.

INFO

WUNDERWERK MENSCH

Es ist kaum vorstellbar, dass im Blut insgesamt etwa 30 Billionen rote Blutkörperchen fließen. Ihre Lebensdauer beträgt nicht mal ein halbes Jahr. Jede Sekunde gehen durch einen natürlichen Alterungsprozess mehr als zwei Millionen davon zugrunde, die im Knochenmark neu gebildet werden müssen. In einem kleinen Würfel mit einer Kantenlänge von einem Millimeter haben etwa fünf Millionen rote Blutkörperchen Platz. Wenn die roten Blutkörperchen vermehrt auftreten, bezeichnet man dies als Polyglobulie. Eine Verminderung bezeichnet man als Anämie.

Ursachen für Vermehrung der Erythrozyten (Polyglobulie):
- Flüssigkeitsmangel
- chronische Herz- und Lungenerkrankungen
- Höhentraining bei Sportlern, Hochleistungssport
- Knochenmarkerkrankungen
- chronische Kohlenmonoxidvergiftung
- Schwangerschaft

Ursachen für Verminderung der Erythrozyten (Anämie):
- Eisenmangel
- verlängerte oder zu häufige Menstruation
- erhöhter Bedarf, während des Wachstums und in der Schwangerschaft
- einseitige Ernährung, Fehlernährung
- verminderte Eisenresorption (z. B. Zöliakie)
- Mangel an Vitamin B12 oder Folsäure
- chronische Blutverluste (im Magen-Darm-Bereich)
- gestörte Produktion der Erythrozyten

Hämoglobin
Normalwerte:
Männer   13,6–18,0 g/dl (8,44–11,2 mmol/l)
Frauen   12,0–16,0 g/dl (7,45–9,9 mmol/l)

Hauptbestandteil der Erythrozyten ist der rote Blutfarbstoff Hämoglobin (Hb). Er bindet Sauerstoff und transportiert ihn zu den einzelnen Organen und Zellen, wo er im Austausch Kohlendioxid aufnimmt. Eine Senkung des

Hb-Gehaltes weist auf eine Anämie hin. In der Regel entsprechen Veränderungen des Hämoglobinwertes denen der roten Blutkörperchen. Hämoglobin ist ein wichtiger Wert zur Feststellung einer Anämie.

Ursachen für erhöhte Hämoglobin-Werte:
- Höhentraining (Sportler)
- Polyglobulie (zu viele Erythrozyten im Blut)
- starkes Rauchen
- Austrocknung
- Eigenblutdoping

Ursachen für erniedrigte Hämoglobin-Werte:
- alle Formen der Blutarmut (Anämie)
- Blutverlust
- Schwangerschaft
- Überwässerung

MCV, MCH und MCHC

Hinter diesen drei Abkürzungen verbergen sich die Erythrozyten-Indizes. Sie dienen der Klassifizierung von Form und Größe der roten Blutkörperchen und werden beim kleinen Blutbild mitbestimmt. Zu ihrer Berechnung werden Hämoglobin- und Erythrozytengehalt sowie der Hämatokritwert herangezogen. Damit lassen sich Störungen der Blutbildung und Mangelerscheinungen erkennen sowie verschiedene Formen der Anämie unterscheiden.

MCV (Mittleres Zellvolumen der Erythrozyten, Normalwert: 81–96 fl (81–96 µm³) gibt Auskunft über die mittlere Größe eines einzigen roten Blutkörperchens und dient der Unterscheidung von Anämieformen. Erhöhte Werte weisen hin auf Folsäure- und Vitamin-B12-Mangel, chronische Lebererkrankungen, chronischer Alkoholmissbrauch und starkes Rauchen. Erniedrigte Werte deuten auf Eisenmangel, Infektionen, Tumore, Anämie durch chronischen Blutverlust oder Kupfermangel hin.

MCH (Mittlerer zellulärer Hämoglobingehalt, Normalwert: 27–34 pg (1,67–2,11 fmol/Zelle) gibt Auskunft über den mittleren Hämoglobingehalt eines einzigen roten Blutkörperchens und die Fließfähigkeit des Blutes. Der mittlere zelluläre Hämoglobingehalt dient der Unterscheidung von verschiedenen Anämieformen. Erhöhte Werte weisen hin auf Vitamin-B12- oder Folsäuremangel, erniedrigte Werte auf Eisenmangel, Vitamin-B6-Mangel oder Kupfermangel.

MCHC (Mittlere zelluläre Hämoglobinkonzentration, Normalwert: 32–36 g/dl (19,85–22,34 mmol/l) gibt Auskunft über die mittlere Hämoglobinkonzentration eines einzigen roten Blutkörperchens. Erhöhte Werte weisen hin auf eine spezielle Anämieform, erniedrigte Werte auf Eisenmangel, Vitamin-B6-Mangel, Mittelmeeranämie oder Kupfermangel.

Retikulozyten
Normalwert: 0,5–2,0 % (Anteil an den Erythrozyten)

Retikulozyten sind junge rote Blutkörperchen, die vom Knochenmark ins Blut ausgeschwemmt werden. Mit dem Retikulozytenwert gewinnt der Arzt genaue Erkenntnisse über die blutbildende Aktivität des Knochenmarks und kann auf diese Weise verschiedene Anämiearten differenzieren.

Der exakt bestimmte Wert wird auch zur Therapiekontrolle, z. B. bei Eisenzufuhr im Rahmen einer Mangelanämie, eingesetzt.

Ursachen für Vermehrung der Retikulozyten:
- nach akutem Blutverlust
- Behandlung von Eisen, Vitamin B6, B12 oder Folsäure bei Anämien
- Leberzirrhose
- längerer Aufenthalt im Hochgebirge
- bei Neugeborenen ist die Vermehrung physiologisch bedingt

Ursachen für Verminderung der Retikulozyten:
- gestörte Bildung der roten Blutkörperchen im Knochenmark
- Eisenmangel, Kupfermangel, Vitamin-B12- oder Folsäuremangel
- Knochenmarkerkrankungen
- Chemotherapie

RDW

Normalwert: 10–15 %

RDW (Red Cell Distribution Width) ist die Abkürzung für die Verteilungsbreite der Erythrozyten. Der Wert gibt an, ob die roten Blutkörperchen gleichmäßig groß sind und ob sie die gleiche Form besitzen. Wenn viele unterschiedlich große Erythrozyten vorhanden sind, führt das zu einer Erhöhung des RDW-Wertes, z. B. bei verschiedenen Anämieformen oder Knochenmarkerkrankungen.

Leukozyten (weiße Blutkörperchen)

Normalwerte: 4 000–10 000/µl

Hauptaufgabe der weißen Blutkörperchen ist die Abwehr von Krankheitserregern und Fremdstoffen. Die weißen Blutkörperchen, die nur ein Prozent der Blutzellen ausmachen, können die Blutbahn verlassen und ins Gewebe wandern, um dort direkt ihre Abwehrfunktion zu erfüllen. Nur zehn Prozent aller Leukozyten zirkulieren im Blut. Der Rest befindet sich im Gewebe, in den Lymphknoten, im Knochenmark und kann bei einer Entzündung rasch freigesetzt und mobilisiert werden. Erhöhte Leukozytenwerte weisen auf ein alarmiertes Abwehrsystem hin.

Ursachen für Vermehrung der Leukozyten (Leukozytose):
- bakterielle Infektionen
- starke körperliche oder seelische Belastungen
- Schwangerschaft

- rheumatische Erkrankungen
- akuter Blutverlust, Schockzustände
- Leukämie
- Rauchen
- Tumoren
- chronische Entzündungen (Darm, Bronchien, Gelenke)
- Medikamente (Antibabypille, bestimmte Antibiotika)

Ursachen für Verminderung der Leukozyten (Leukopenie):
- Virusinfektionen
- Masern, Mumps, Röteln und Influenza
- Autoimmunerkrankungen, Immunschwäche
- Strahlen- und Chemotherapie
- Schmerzmittel, Schilddrüsenhormone, Antibiotika

INFO

NORMALWERTE IM KLEINEN BLUTBILD

Laborwerte	Frauen	Männer
Erythrozyten	4,1–5,1 Mill./µl	4,5–5,9 Mill./µl
Hämoglobin	12–16 g/dl	13,6–18 g/dl
Hämatokrit	34–44 %	36–48 %
Leukozyten	4 000–10 000/µl	
Thrombozyten	150 000–400 000/µl	
MCV	81–96 fl	
MCH	27–34 pg	
MCHC	32–36 g/dl	

Beim sogenannten Differenzialblutbild werden die Leukozyten genau betrachtet. Mithilfe einer besonderen Färbemethode lassen sich die weißen Blutkörperchen in weitere Untergruppen aufschlüsseln. Aus der prozentualen Verteilung, der Größe und dem Reifegrad der Blutzellen kann der Mediziner Rückschlüsse auf bestimmte Krankheiten ziehen.

Die drei Hauptgruppen der Leukozyten sind:
- Granulozyten (neutrophile, eosinophile und basophile)
- Lymphozyten
- Monozyten

INFO

DIFFERENZIALBLUTBILD: LEUKOZYTEN

	Anteil	Absolute Zahl
Alle Leukozyten	100 %	4 000–10 000/µl
Segmentkernige neutrophile Granulozyten	50–70 %	3 000–5 800/µl
Stabkernige neutrophile Granulozyten	3–5 %	150–400/µl
Lymphozyten	25–45 %	1 500–3 000/µl
Monozyten	3–7 %	285–500/µl
Eosinophile Granulozyten	1–4 %	50–250/µl
Basophile Granulozyten	0–1 %	15–50/µl

Die neutrophilen Granulozyten bekämpfen Bakterien,
Viren und Pilze; die eosinophilen und basophilen Granu-
lozyten wehren Parasiten ab. Lymphozyten sind spezia-
lisierte Zellen, während Monozyten die größten weißen
Blutkörperchen sind.
Monozyten haben die Fähigkeit, sich in bewegliche
Fresszellen zu verwandeln (siehe Kapitel Immunsystem,
die Schutzpolizei des Körpers).

Ursachen für Vermehrung der neutrophilen
Granulozyten:
- bakterielle Infektionen sowie auch chronische
  Entzündungen
- rheumatische Erkrankungen
- Pilzerkrankungen
- Leukämie
- akute Blutungen

Ursachen für Verminderung der neutrophilen
Granulozyten:
- Virus-Infektionen (Masern, Röteln, Influenza,
  Epstein-Barr)
- Autoimmunerkrankungen
- Malaria
- Schädigungen des Knochenmarks (Strahlen,
  toxische Stoffe)
- Medikamente (z. B. Immunsuppressiva, Malariamittel,
  Chemotherapie)

Ursachen für Vermehrung der Lymphozyten:
- Keuchhusten, Röteln, Masern, Tuberkulose
- chronische Infektionen
- Überfunktion der Schilddrüse
- Virusinfekte, Hepatitis

Ursachen für Verminderung der Lymphozyten:
- Autoimmunkrankheiten
- hochdosierte Kortisontherapie
- starker Stress, starke körperliche Belastung
- Schwangerschaft
- HIV-Infektion

Ursachen für Vermehrung der Monozyten:
- abklingende Infektionen (Hinweis auf Genesung)
- Tuberkulose
- entzündliche Darmerkrankungen
- Malaria

Ursachen für Vermehrung der eosinophilen Granulozyten:
- allergische Erkrankungen, z. B. Asthma
- Parasitenbefall, z. B. Würmer
- Scharlach
- abklingende Infektionen (Hinweis auf Genesung)

Ursachen für Verminderung der eosinophilen Granulozyten:
- hochdosierte Kortisontherapie

- Erkrankungen der Nebennieren (Morbus Cushing)
- Hormonbehandlung

Ursachen für Vermehrung der basophilen Granulozyten:

- allergische Reaktionen
- schwere Nierenerkrankungen
- Schwangerschaft
- Einnahme der Antibabypille
- Darmentzündungen (Colitis ulcerosa)
- Unterfunktion der Schilddrüse
- Stress
- Nachwirkungen bei Entfernung der Milz
- Leukämie

Thrombozyten (Blutplättchen)

Normalwert: 150 000–400 000/µl

Die Blutplättchen sind winzige, unregelmäßig geformte Zellen, die im Knochenmark gebildet und ein bis zwei Wochen später in Milz und Leber wieder abgebaut werden. Die Thrombozyten spielen eine wichtige Rolle bei der Blutgerinnung. Wird ein Blutgefäß verletzt, lagern sich die Thrombozyten an die Wundränder an, und binnen Minuten entsteht ein Pfropf, der die Wunde – wenn sie nicht allzu groß ist – verschließt. Bei Thrombozytenzahlen unter 30 000/µl Blut besteht akute Blutungsgefahr. Ein Gefäßverschluss droht bei mehr als 1 Million/µl. Ein Medikamentenwirkstoff, der die Zusammenlagerung der Thrombozyten hemmt, ist die Acetylsalicylsäure (ASS). Sie wird in niedriger Dosierung zur Vorbeugung einer Thrombose eingesetzt. Vor Operationen dient die Bestimmung der Thrombozyten dem Ausschluss einer erhöhten Blutungsneigung.

Ursachen für Vermehrung der Thrombozyten (Thrombozytose):
- Infektionskrankheiten, chronische Infekte
- Erkrankungen des Knochenmarks
- Tumoren
- chronische Entzündungen (wie z. B. der Atemwege oder Harnwege)
- Reaktiv nach Blutverlusten und Operationen
- Nachwirkungen bei Entfernung der Milz

Ursachen für Verminderung der Thrombozyten (Thrombozytopenie):
- Autoimmunerkrankungen
- Strahlen- oder Chemotherapie
- Milzvergrößerung
- Medikamente, unter anderem Antibiotika und Schmerzmittel
- Alkohol
- Nachwirkungen von Infektionen
- Leukämie
- Vergiftungen (Arsen, Benzol, Gold)

Der Hämatokrit

Normalwert:

Männer 36–48 %

Frauen 34–44 %

Der Hämatokrit gibt den Anteil der festen Bestandteile (rote und weiße Blutkörperchen und Thrombozyten) im Blut an. Um ihn zu ermitteln, wird das Blut in einer Zentrifuge in feste und flüssige Bestandteile getrennt. Feste Bestandteile (durchschnittlich 45 Prozent) lagern sich im unteren Teil des Reagenzglases ab. Zu einer Erhöhung des Hämatokrits kommt es durch eine Vermehrung der roten Blutkörperchen (Polyglobulie) oder durch Austrocknung des Körpers (Flüssigkeitsmangel, Eindickung des Blutes). Dieser Zustand ist ungünstig, da die Fließeigenschaften des Blutes eingeschränkt sind. Bei einer Anämie, Blutverlust oder Wassereinlagerungen im Gewebe (Ödeme) ist der Hämatokritwert durch den Mangel an roten Blutkörperchen erniedrigt.

Blutkörperchensenkungsgeschwindigkeit (BSG)

Dieser Wert (kurz »Blutsenkung«) gibt an, wie schnell die roten Blutkörperchen in einem langen, senkrecht stehenden Röhrchen absinken. Nach einer Stunde wird abgelesen, um wie viele Millimeter sich die Blutzellen abgesetzt haben. Sinken die Blutkörperchen schnell ab, spricht man von einer beschleunigten Blutsenkung, was auf eine Entzündung im Körper hinweist. Die BSG-Ergebnisse beruhen darauf, dass bei stärkeren Entzündungen die Blutzellen schneller nach unten sinken. Dieser Wert sagt jedoch noch nichts über die Ursache und den Ort der Entzündung aus. Um diese zu ermitteln, sind weitere Untersuchungen notwendig. Die Ergebnisse werden maßgeblich durch die Menge und die Zusammensetzung der Blutkörperchen und den Eiweißgehalt im Blut beeinflusst.

Blutsenkung-Normalwerte nach einer Stunde:

	Frauen	Männer
unter 50 Jahre	unter 20 mm	unter 15 mm
über 50 Jahre	unter 30 mm	unter 20 mm

Die Blutgerinnung

Nach jeder Verletzung der Blutgefäße versucht der Körper die Wunde abzudichten. Dabei werden innerhalb von wenigen Sekunden die Blutplättchen, verschiedene Gerinnungsfaktoren und Fibrinogen mobilisiert. Fibrinogen ist ein löslicher Eiweißstoff, der im Blutplasma vorkommt. Daraus entsteht bei der Blutgerinnung unter Einwirkung von Thrombin der Blutfaserstoff Fibrin. Die Thrombozyten setzen Enzyme und Gerinnungsfaktoren frei und leiten damit die Blutgerinnung ein. Es entsteht ein Fibrinnetz, in dem die Blutplättchen hängen bleiben. Durch Zusammenziehen des Fibrinnetzes verkleinert sich die Wunde nach und nach. Eine mangelhafte Blut-

gerinnung kann durch eine gestörte Funktion der Blutplättchen oder der Gerinnungsfaktoren entstehen.
Krankhafte Störungen der Blutgerinnung werden unter
dem Begriff »hämorrhagische Diathesen« zusammenge-
fasst. Dazu zählen die Bluterkrankheit, die Verbrauchs-
koagulopathie und die Blutfleckenkrankheit. Bei diesen
Krankheiten gehen mit der verminderten Gerinnungsfä-
higkeit häufig auch Schädigungen der Blutgefäße einher,
wodurch die Blutungsneigung noch mehr zunimmt.
Solche Gefäßschäden können auch durch schweren
Vitamin-C-Mangel, Leukämie oder bestimmte Infektionen entstehen.

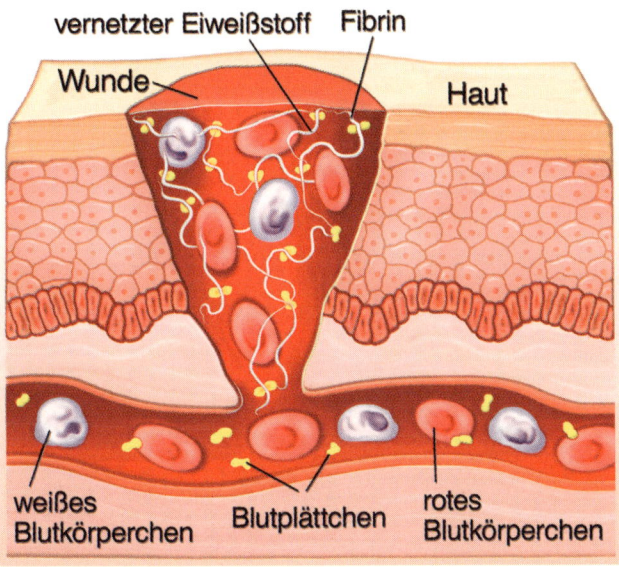

vernetzter Eiweißstoff   Fibrin

Wunde   Haut

weißes   rotes
Blutkörperchen   Blutplättchen   Blutkörperchen

Fibrinogen
Normalwert: 1,5–4,0 g/l

Fibrinogen nennt man auch Gerinnungsfaktor I. Nach einer Aktivierung der Blutgerinnung entsteht daraus Fibrin. Der Fibrinogenwert wird bestimmt, wenn Verdacht auf einen krankhaft vermehrten Verbrauch von Gerinnungsfaktoren besteht, z. B. bei Sepsis, Verbrennungen oder bei schweren Blutungen, die zum Absinken der Fibrinogenkonzentration führen. Bei einer Schädigung der Leber kann die Fibrinogenkonzentration ebenfalls erniedrigt sein. Bei Entzündungen sowie chronischen Nierenerkrankungen ist der Wert oft erhöht. Fibrinogen wird außerdem im Rahmen einer gerinnselauflösenden Therapie, etwa bei einem akuten Herzinfarkt, kontrolliert.

Anzeichen einer Störung der Blutgerinnung
- lange Nachblutungen
- spontane Blutungen, z. B. Nasenbluten
- häufig blaue Flecken
- winzige Blutungspünktchen an den Beinen

INFO

LABORBASISPROGRAMM

- Blutplättchen (Thrombozyten)
- Partielle Thromboplastinzeit (PTT, APTT)
- Blutungszeit
- Quicktest

Blutungszeit
Normalwert: 2–6 Minuten
Dabei wird der Zeitraum gemessen, der zwischen einer künstlich gesetzten Blutung, z. B. an der Fingerkuppe, und dem Stillstand der Blutung liegt. Dieser Test gilt lediglich als erste Untersuchung bei Verdacht auf eine Störung der Blutgerinnung.

Quicktest und INR
Quicktest Normalwert: 70–130 %
INR-Normalwert: 0,9–1,15
INR-Wert bei Behandlung mit
Gerinnungshemmern: 2,0–3,5
Der Quickwert, auch als Prothrombinzeit oder Thromboplastinzeit bezeichnet, dient der Überwachung von bestimmten Gerinnungsfaktoren. Mit dem Quicktest wird ermittelt, wie lange das Blut für die Gerinnung braucht. Der Quickwert dient unter anderem dazu, die Blutgerinnung vor Operationen zu kontrollieren sowie die optimale Dosierung von gerinnungshemmenden Medikamenten (z. B. Marcumar) zu ermitteln, wie sie etwa nach Thrombosen und Herzinfarkt eingesetzt werden. Bei einer Therapie mit diesen Medikamenten liegt der ideale Quickwert im Bereich von etwa 15 bis 25 Prozent. Auch bei schweren Lebererkrankungen ist der Quickwert erniedrigt, denn die Gerinnungsfaktoren werden in der Leber gebildet.

Weil sich der Quickwert je nach Messverfahren und Labor erheblich unterscheiden kann, verwendet man heute immer häufiger den weltweit bekannten INR-Wert (International Normalized Ratio) anstelle des Quickwertes. Labore geben in der Regel beide Werte an.

Partielle Thromboplastinzeit (PTT, APTT)
Normalwert: 28 bis 40 Sekunden
Der Überprüfung von Gerinnungsfaktoren dient auch die partielle Thromboplastinzeit. Bei der PTT wird nach Zusatz eines bestimmten Stoffes die Zeit bis zum Einsetzen der Gerinnung gemessen. Die PTT ist wichtig für die Überwachung und Kontrolle einer Therapie mit Heparin, wie sie beispielsweise bei einer Thrombose eingeleitet wird. Bei der Bluterkrankheit (Hämophilie) besteht eine Störung bestimmter Gerinnungsfaktoren, und die PTT ist in diesem Fall extrem verlängert. Als Synonym für PTT wird auch vielfach die Abkürzung APTT (Aktivierte partielle Thromboplastinzeit) verwendet.

Die tägliche Spritze zur Blutverdünnung

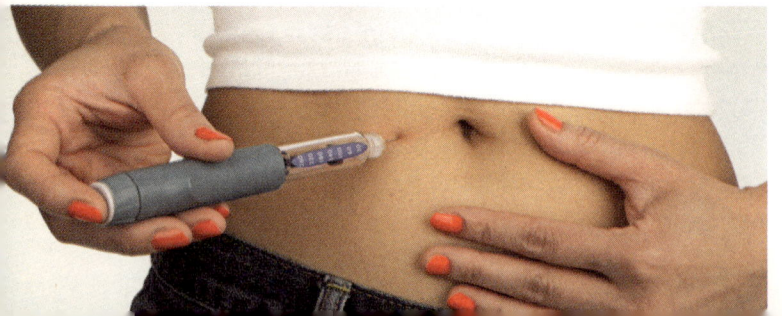

Mineralstoffe und Spurenelemente

Überall im Organismus werden Mineralstoffe und Spurenelemente gebraucht. Zusammen mit den Vitaminen sind sie für Funktionsfähigkeit der Zellen, für Knochenaufbau, Salz- und Wasserhaushalt, Nervensystem, Muskeln und Blutgerinnung unerlässlich. Im Blut liegen sie in gelöster Form vor und werden als Elektrolyte bezeichnet.

Mineralstoffe (Elektrolyte)

Mineralstoffe sind lebenswichtige anorganische Stoffe, die der Körper selbst nicht bilden kann. Sie müssen mit der Nahrung zugeführt werden. Zu den wichtigsten Mineralstoffen zählen Kalium, Natrium, Chlorid, Kalzium, Phosphor und Magnesium. Eine zusätzliche Einnahme von Mineralstoffen erfolgt am besten in Absprache mit dem Arzt, denn im Übermaß zugeführt können sie zu Verschiebungen des Mineralienhaushaltes führen.

INFO

LAGERPLATZ KÖRPER

Im Körper gespeicherte Mineralienmengen:
Chlorid 75 g, Magnesium 30 g, Kalium 140 g,
Natrium 90 g, Kalzium 1 500 g, Phosphor 750 g.

Kalium (K)

Normalwert im Serum: 3,6–5,0 mmol/l

Kalium ist für die Erregbarkeit der Nerven und Muskelzellen sowie für die Reizleitung am Herzen verantwortlich. Außerdem reguliert Kalium – zusammen mit Natrium – den Wasserhaushalt der Körperzellen. Innerhalb der Körperzellen befinden sich 98 Prozent des Kaliums. Da eine gesunde Niere zu viel aufgenommenes Kalium wieder ausscheidet, entsteht ein Kaliumüberschuss im Körper eher selten. Sehr viel häufiger kommt es dagegen zu erniedrigten Kaliumwerten. Sie können sich in Form von Abgeschlagenheit, Müdigkeit, Muskelschwäche, Verstopfung oder Herzrhythmusstörungen zeigen. Steigt der Kaliumwert stark an, ist das für den Menschen lebensbedrohlich.

Ursachen für eine Erniedrigung der Kaliumwerte:

- starkes Schwitzen, Erbrechen
- akuter und chronischer Durchfall
- Entwässerungstabletten
- regelmäßige Einnahme von Abführmitteln
- Verzehr von zu viel Lakritze
- Medikamente, z. B. Kortison und Digitalis
- Essstörungen

Ursachen für eine Erhöhung der Kaliumwerte:

- chronische Nierenerkrankungen
- übermäßige Kaliumzufuhr

- Nachwirkungen von Operationen
- Diabetes mellitus
- Medikamente gegen Bluthochdruck, Diuretika
- zu langer Venenstau bei Blutentnahme

Beschwerden bei erhöhten Kaliumwerten sind: Kribbel-
gefühl auf der Haut, Lähmungserscheinungen, Muskelschwäche sowie Herzrhythmusstörungen und Herzmus-
kelschäden.

Natrium (Na)
Normalwert: 135–145 mmol/l
Natrium ist für die Regulierung des Flüssigkeitshaus-
haltes zuständig. Es sorgt für die richtige Verteilung der
Flüssigkeiten innerhalb und außerhalb der Körperzellen.
Dieses Mineral befindet sich überwiegend außerhalb
der Zellen, während Kalium in die Zellen wandert. Der
Natriumhaushalt des Körpers wird durch verschiedene
Hormonsysteme geregelt. Unseren Bedarf an Natrium
decken wir zum größten Teil über Kochsalz (Natrium-
chlorid, NaCl).

Ursachen für eine Erhöhung der Natriumwerte:
- Flüssigkeitsmangel, starker Flüssigkeitsverlust, z. B.
  durch Durchfall, Austrocknung, Schwitzen, Blutungen
- Nierenerkrankungen, Dialyse
- Diabetes mellitus

Ursachen für eine Erniedrigung der Natriumwerte:
- Erbrechen, Durchfall
- Entwässerungstabletten (Diuretika), Diabetesmedikamente, Antidepressiva
- Nierenschwäche
- Herzschwäche
- Leberzirrhose

Chlorid (Cl)
Normalwert: 96–110 mmol/l

Chlorid wird zusammen mit Natrium über den Darm aufgenommen und über die Nieren ausgeschieden. Deswegen hängen die Chlorid- und Natriumwerte eng zusammen und werden in der Regel gemeinsam bestimmt.

Ursachen für eine Erhöhung der Chloridwerte:
- erhöhte Kochsalzzufuhr
- Austrocknung
- Durchfall
- hormonelle Störungen
- schwere Nierenschäden
- Diabetes mellitus
- Azidose (Übersäuerung des Blutes)

Ursachen für eine Erniedrigung der Chloridwerte:
- salzarme Kost
- starkes Erbrechen (Magensaft enthält Chlorid)

- Entwässerungstabletten (Diuretika)
- Alkalose (Mangel an Säuren im Blut, erhöhter pH-Wert des Blutes)
- starkes Schwitzen

Kalzium (Ca)
Normalwert: 2,1–2,6 mmol/l (8,4–10,4 mg/dl)
Kalzium ist am Aufbau von Knochen und Zähnen beteiligt und gibt ihnen die nötige Festigkeit. Von den etwa 1,5 Kilogramm Kalzium im Körper sind 98 Prozent in den Knochen gespeichert, der Rest zirkuliert im Blut. Kalzium spielt auch eine wichtige Rolle bei der Reizübertragung von den Nerven auf die Muskeln sowie bei der Blutgerinnung. Außerdem reguliert Kalzium die Durchlässigkeit der Zellwände.

Ursachen für eine Erniedrigung der Kalziumwerte:
- Vitamin-D-Mangel
- Darmentzündungen
- schwerer Durchfall
- dauerhafte Einnahme von Abführmitteln
- Arzneimittel: Diuretika, Kortison, Antiepileptika
- Unterfunktion der Nebenschilddrüse, etwa nach Schilddrüsenoperationen
- erhöhter Bedarf während des Wachstums, der Schwangerschaft und der Stillzeit
- Leberzirrhose

Ursachen für eine Erhöhung der Kalziumwerte:

- Überfunktion der Schilddrüse und der Nebenschilddrüse
- Überdosierung von Vitamin D und Vitamin A
- Tumoren mit Knochenmetastasen
- falscher Wert durch Fehler bei der Blutentnahme (langes Stauen)
- Arzneimittel: harntreibende Medikamente
- länger bestehende Immobilität und Bettlägerigkeit (führen zu Knochenabbau)

Eine Erhöhung der Kalziumwerte kann sich in Form von Schwäche, Appetitlosigkeit, Übelkeit, Erbrechen, Kopfschmerzen, Krampfneigung, Verstopfung oder Herzrhythmusstörungen äußern.

Phosphat (P)
Normalwert: 2,6–4,5 mg/dl (0,84–1,45 mmol/l)
Phosphat, das Salz der Phosphorsäure, ist an allen wichtigen Stoffwechselprozessen beteiligt und ein wichtiger Bestandteil von Knochen und Zähnen. In den Knochen ist Phosphor an Kalzium gebunden und entzieht dieses damit der Verwertung des Körpers. Wenn wir zu viel Phosphor aufnehmen, verschiebt sich das Verhältnis der beiden Minerale zugunsten des Phosphors. Die Folge ist eine zu geringe Kalziumaufnahme aus dem Darm. Erniedrigte Phosphorwerte sind eher selten.

Ursachen für eine Erhöhung der Phosphorwerte:
- Unterfunktion der Nebenschilddrüse
- Nierenerkrankungen
- Knochentumoren
- Diabetes mellitus
- Azidose

Ursachen für eine Erniedrigung der Phosphorwerte:
- Überfunktion der Nebenschilddrüse
- Nierenerkrankungen
- Vitamin-D-Mangel, Mangelernährung
- Entwässerungsmedikamente

Magnesium (Mg)
Normalwert: 0,7–1,0 mmol/l (1,7–2,4 mg/dl)

Magnesium ist an mehr als 300 Stoffwechselvorgängen im Körper beteiligt; es steuert die Reizübertragung zwischen Nerven und Muskeln und wirkt muskelentspannend. Nur ein geringer Prozentsatz des Magnesiums liegt im Blutserum vor, es wird überwiegend in den Zellen gespeichert, sodass eine Bestimmung der Magnesiumwerte im Serum kein sicheres Ergebnis bietet. Eine Vollblutuntersuchung bringt dagegen mehr Aufschluss. Ein erhöhter Magnesiumspiegel ist selten. Er wird bei schweren Nierenerkrankungen, aber auch bei übermäßiger Einnahme von magnesiumhaltigen Medikamenten zur Bindung der Magensäure (Antazida) beobachtet.

Ein erniedrigter Magnesiumspiegel führt zu einer Übererregbarkeit der Muskulatur.
Weitere Hinweise auf einen Magnesiummangel sind:

- Beinschmerzen und Wadenkrämpfe
- Müdigkeit, Nervosität, Reizbarkeit
- Kopfschmerzen, Migräne
- Stressempfindlichkeit, Appetitlosigkeit
- Herzklopfen, Herzrhythmusstörungen

Wadenkrampf

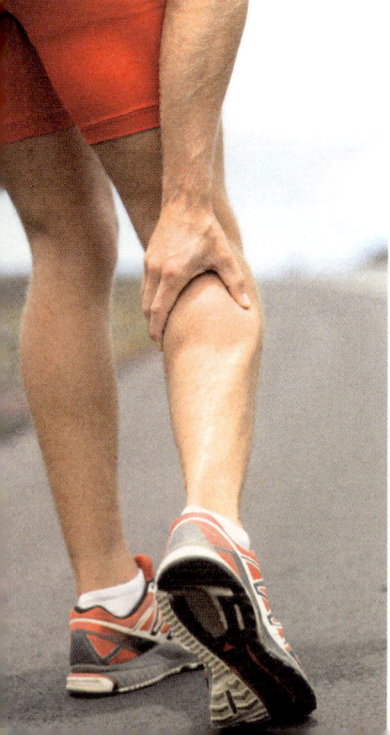

Ursachen für einen Magnesiummangel:

- chronisch entzündliche Darmerkrankungen
- Mineralverluste bei Durchfall und Erbrechen
- Entzündung der Bauchspeicheldrüse, Diabetes
- Schilddrüsenüberfunktion
- Medikamente: Diuretika, Abführmittel
- zu geringe Aufnahme durch die Nahrung, Unterernährung
- Alkoholmissbrauch
- erhöhter Bedarf während Schwangerschaft und Stillzeit
- Stress

Spurenelemente

Spurenelemente sind Substanzen, die der Körper nur in winzigen Mengen, eben in Spuren, benötigt. Im Organismus spielen sie dennoch eine Schlüsselrolle, denn sie sind bei vielen Stoffwechselprozessen und Enzymaktivitäten unerlässlich. Wahrscheinlich sind nicht alle Spurenelemente unbedingt lebensnotwendig, einige sind sogar giftig (Arsen, Blei, Kadmium und Quecksilber). Bei Blutuntersuchungen bestimmter Spurenelemente (etwa Zink, das zu 90 Prozent in den Zellen gespeichert ist) muss zwischen ihrem Vorkommen im Serum und im Vollblut unterschieden werden. Denn die Serumbestimmung, bei der der Gehalt in der Blutzelle nicht mit erfasst wird, bietet kein absolut sicheres Ergebnis. Bei der Vollblutuntersuchung wird das Blut einschließlich der Blutzellen analysiert.

Wegen des geringen Bedarfs macht sich ein Fehlen von Spurenelementen im Organismus nur langsam bemerkbar. Die meisten Mängel werden vom Körper jahrelang verborgen und erst spürbar, wenn die Speicher erschöpft sind und keine Reserven mehr zur Verfügung stehen. Bei Erwachsenen ist ein Mangel von Eisen und Jod am weitesten verbreitet, bei Kindern spielt zusätzlich Fluormangel, der für die Entstehung von Karies verantwortlich ist, eine Rolle. Im Bedarfsfall sollte eine Einnahme entsprechender Präparate in Absprache mit dem Arzt erfolgen. Beim Sport, während der Schwangerschaft und bei bestimmten Krankheiten besteht ein erhöhter Bedarf an Eisen. In diesen Fällen steigt das Risiko einer Unterversorgung.

Eisen (Ferrum: Fe)

Normalwert im Serum: 40–160 µg/dl (7–29 µmol/l)

Eisen spielt eine wichtige Rolle bei der Blutbildung und dient als Baustein für den Blutfarbstoff Hämoglobin. Täglich werden etwa 200 Milliarden rote Blutkörperchen gebildet. Diese Leistung kann der Organismus nur vollbringen, wenn genügend Eisen vorhanden ist. Mit unserer Nahrung nehmen wir pro Tag etwa 10 bis 15 Milligramm Eisen auf, aber nur fünf bis zehn Prozent davon werden vom Körper verwertet. Ein Eisenmangel tritt nicht plötzlich auf, sondern macht sich erst bemerkbar, wenn die Eisenvorräte bereits aufgebraucht sind. Er ist die häufigste Ursache für Blutarmut.

Zu hohe Eisenkonzentrationen sind selten. Sie können bei bestimmten Blut- und Lebererkrankungen (Leberzirrhose, Hepatitis) sowie bei Bleivergiftungen auftreten; erhöhte Werte werden oft auch bei der Einnahme von Östrogenen oder der Antibabypille oder Überdosierung von Eisenpräparaten oder Eisenvergiftung beobachtet.

Ursachen für Eisenmangel:
- Blutarmut (Anämie)
- zu niedriger Eisengehalt in der Nahrung

- Blutverluste: z. B. nach Operationen oder bei starker Menstruation
- verborgene Blutungen (häufig Magen-Darm-Bereich)
- erhöhter Bedarf während des Wachstums und der Schwangerschaft
- Zöliakie
- chronische Entzündungen
- Tumoren
- Alkoholmissbrauch

Eisenpräparate sollten nur in Absprache mit dem Arzt eingenommen werden. Dabei ist die Dauer der Einnahme wichtig. Auch wenn die Laborwerte wieder normal sind, benötigt der Körper noch mehrere Wochen, bis er seine Eisenspeicher – Leber und Milz – wieder ausreichend aufgefüllt hat.

Zink (Zn)

Normalwert im Serum: 0,60–1,2 mg/l (9–18 µmol/l)

Zink ist Bestandteil vieler lebenswichtiger Enzyme. Es fördert die Wundheilung und stärkt das Abwehrsystem. Zink unterstützt Heilungsprozesse verschiedenster Hauterkrankungen. Nach Eisen ist Zink das im Körper am häufigsten vorkommende Spurenelement. Ohne Zink wäre unser Körper nicht in der Lage, seine Knochenbautätigkeit zu entfalten. Eine Belastung des Körpers mit Schwermetallen kann die Zinkaufnahme verschlechtern.

Folgen von Zinkmangel:
- verzögerte Wundheilung
- Haut- und Schleimhautentzündungen
- unreine Haut, Akne
- Infektanfälligkeit
- Haarausfall
- Wachstumsstörungen
- reduziertes Geschmacksempfinden
- gestörte Fortpflanzungsfähigkeit
- Durchfall, Appetitlosigkeit

Ursachen für niedrige Zinkwerte:
- mangelnde Aufnahme mit der Nahrung
- chronische Darmentzündungen oder Durchfall
- Zöliakie
- chronische Infektionen
- Alkoholmissbrauch
- hormonelle Störungen
- Vitamin-B6-Mangel
- Diabetes mellitus
- Schuppenflechte (Psoriasis)
- Schwermetallbelastung (Amalgam, Kadmium)

Ursachen für erhöhte Zinkwerte:
- Einatmen von Zinkdampf (vor allem in der Glas-industrie, Galvanik)
- übermäßige Zinkaufnahme durch diverse Zink-präparate

Kupfer (Cu)
Normalwert im Serum:
80–120 µg/dl (12,6–19,2 µmol/l)

Kupfer ist Bestandteil vieler Enzyme und wird vorwiegend in Leber, Muskeln und Knochen gespeichert; im Blut ist der größte Teil des Kupfers an Eiweiß gebunden. Eine bedeutende Rolle spielt Kupfer beim Einbau des Eisens in den roten Blutfarbstoff Hämoglobin. Daher kann ein Kupfermangel indirekt zu Blutarmut führen. Allerdings ist ein Kupfermangel relativ selten. Besonders kupferreich sind Vollwertkost, Getreide, Fisch, Gemüse, Kakao und Nüsse.

Ursachen für Kupfermangel:
- gestörte Aufnahme aus dem Darm, Durchfall
- Eiweißmangel
- Nierenerkrankungen
- zu hohe Zinkeinnahme, vor allem in der Selbstmedikation

Ursachen für eine Erhöhung der Kupferwerte:
- letztes Schwangerschaftsdrittel
- östrogenhaltige Antibabypille, anderweitige Östrogeneinnahme
- akute und chronische Infektionen
- Tumoren (Lunge, Brust, Prostata)
- Kupferspeicherkrankheit (Morbus Wilson)
- Leberzirrhose

Selen (Se)
Normalwert im Serum: 7–14 µg/dl

Selen übernimmt viele wichtige Aufgaben im Körper: Es
wirkt immunstimulierend, antioxidativ und schützt den
Organismus vor der schädlichen Wirkung von Schwermetallen. Selen kommt vor in Sonnenblumenkernen,
Hülsenfrüchten, Kartoffeln, in frischem Gemüse, in Fisch
und Eiern. Ein Mangel an Selen kann durch spezielle
Diäten, künstliche Ernährung, Alkoholmissbrauch und
bei Leberzirrhose auftreten.

Überdosierungen von Spurenelementen

»Alles ist Gift, allein die Dosis macht es, dass etwas kein
Gift ist«, wusste schon der berühmte Arzt Paracelsus.
Auch die essenziellen Spurenelemente, dies sind die
lebensnotwendigen wie Eisen oder Fluor, können Vergif-
tungserscheinungen hervorrufen, wenn überschüssige
Substanzen im Körper abgelagert werden. So führt
z. B. eine Überdosierung an Fluor zu Zahnschmelzver-
änderungen und Knochenschäden.

Toxische Schwermetalle

Eindeutig giftige Wirkungen sind bei den Schwermetallen Blei, Cadmium und Quecksilber nachgewiesen,
die mittlerweile als Umweltschadstoffe bekannt sind.
Hier ist der Nachweis in Blut und Urin sehr wichtig.

Toxisches Metall	Referenz-bereiche	Aufnahme über	Bemerkungen
Blei (Pb)	Vollblut: < 100 µg/l (0,5 µmol/l) Urin: 150 µg/24 Std. (0,72 µmol/24 Std.)	Berufliche Belastungen (z. B. Batterie-herstellung). Trinkwasser (z. B. Belastung durch sehr alte Wasserleitungen), bleihaltige Luft (Autoabgase)	Akute Vergiftung: Koliken, Atem-störungen, Schä-digung der roten Blutkörperchen, Störungen des Nervensystems
Cadmium (Cd)	Nichtraucher: < 1,7 µg/l (15 nmol/l) Raucher: < 8 µg/l (< 71 nmol/l) Urin: 1,5 µg/24 Std. (13 nmol/24 Std.)	Raucher, Zigarettenrauch Nahrung	Hemmt die Aufnahme von Eisen; Nieren-schädigungen
Queck-silber	Vollblut: < 5 µg/l (< 25 nmol/l) Urin: < 10,5 µg/24 Std. (< 52 nmol/24 Std.)	Über die Lunge, Schleimhäute und Magen-Darm-Trakt; chronische Belastung: Queck-silberdämpfe bei der Arbeit, Zahnamalgam	Schleichende Symptome: Schwäche, Zittern, Kopfschmerz, Haarausfall, Haut-veränderungen. Bei Verdacht auf Belastungen durch Amalgam sollten zusätzlich Kupfer, Zink und Selen im Blut be-stimmt werden.

Haaranalyse im Labor – Ergebnis fragwürdig

Bei der Haaranalyse soll untersucht werden, ob eine Belastung des Körpers mit Schwermetallen vorliegt. Die Aussagekraft gilt aber als fragwürdig, da der Schwermetall- und Mineralstoffgehalt der Haare durch äußere Einflüsse wie Luft (z. B. Blei) und Wasser stark beeinflusst wird und somit kein direkter Zusammenhang zwischen dem Mineralhaushalt des Blutes und der Haare nachgewiesen ist.

Auch Haare werden zur Krankheitsdiagnose herangezogen.

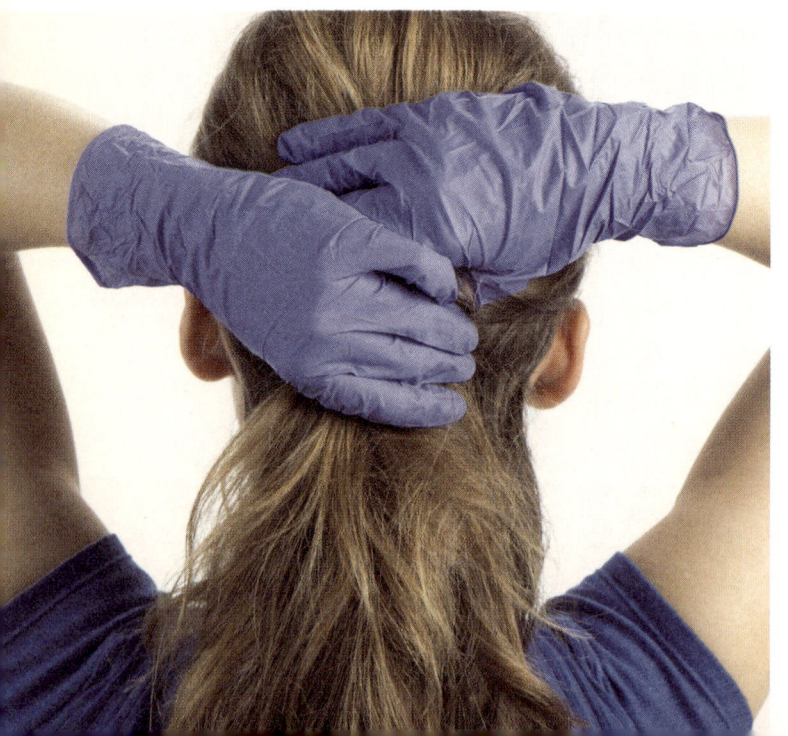

Vitamine

Vitamine sind lebensnotwendige Stoffe, die der Körper nicht selbst herstellen kann. Ausnahmen sind Vitamin K und die Folsäure. Diese Stoffe werden im Darm mithilfe von Bakterien gebildet. Bekannt sind 13 Vitamine, die in zwei Gruppen eingeteilt werden: Man unterscheidet zwischen fettlöslichen (A, D, E, K) und wasserlöslichen Vitaminen (C, B1, B2, B6, B12, Folsäure, Niacin, Biotin, Pantothensäure).

Die Mengen an Vitaminen, die wir täglich brauchen, sind sehr gering (tausendstel oder millionstel Gramm). Im Gegensatz zu den fettlöslichen Vitaminen und Vitamin B12 können die anderen Vitamine im Organismus kaum oder nur sehr kurze Zeit gespeichert werden – unser Körper ist demnach auf eine regelmäßige Vitaminzufuhr angewiesen. Überdosierungen, wie sie bei den Vitaminen A und D bekannt sind, kommen also nur bei fettlöslichen Vitaminen vor, weil sie gespeichert werden können. Wasserlösliche Vitamine scheidet der Körper, wenn ein Überschuss besteht, mit dem Urin wieder aus.

Im Blut erkennbar

Einige Vitamine können direkt im Blut nachgewiesen werden, z. B. Vitamin B12 und Folsäure oder Vitamin D. Der Therapeut weiß am besten, wann eine solche Untersuchung erforderlich ist. Die Bestimmung aller Vitamine, der sogenannte Vitaminstatus, wird nur in Ausnahme-

fällen durchgeführt. Außerdem bieten die Untersuchungen nicht immer ein absolut sicheres Ergebnis, weil
die Werte durch die kurzfristige Vitaminaufnahme der
Ernährung schwanken. Von gesicherter diagnostischer
Bedeutung ist die Bestimmung von Folsäure und Vitamin B12, die in der Regel gemeinsam erfolgt. Ein Mangel
an diesen Vitaminen führt zur Anämie (Blutarmut).

Ursachen für Vitaminmangel:
- einseitige Ernährung, Diät, Fast Food
- gestörte Aufnahme über den Darm
- Zöliakie
- gestörte Darmflora durch Antibiotika
- chronische Lebererkrankungen, Alkoholmissbrauch
- Schwangerschaft, Stillzeit und Wachstum
- Enzymschwäche

WASSER- UND FETTLÖSLICH

INFO

Fettlösliche Vitamine
- Vitamin A
- Vitamin D
- Vitamin E
- Vitamin K

Wasserlösliche Vitamine
- Vitamin C
- Vitamin B1, B2, B6, B12
- Folsäure
- Biotin (Vitamin H)
- Niacin
- Pantothensäure

Folsäure
Normalwert: > 4 µg/l (> 9,1 nmol/l)

Die Versorgung mit Folsäure in Deutschland ist mangel-
haft. Die Aufnahme liegt deutlich unter den Empfehlun-
gen der DGE (Deutsche Gesellschaft für Ernährung) von
400 µg/Tag. Insbesondere Schwangere müssen genügend Folsäure aufnehmen, sonst drohen Fehlbildungen
des Ungeborenen. Folsäure wird auch für den Abbau von
Homocystein benötigt (s. Seite 74), einem Risikofaktor
für Herz-Kreislauf-Erkrankungen. Zu niedrige Folsäure-
werte finden sich bei Blutarmut, chronisch-entzündli-
chen Darmerkrankungen, Tumoren, Schuppenflechte,
Mangelernährung wie auch bei Alkoholmissbrauch.

Vitamin B12 (Cobalamin)
Normalwert: > 250 pg/ml

Über tierische Nahrungsmittel ist der Bedarf an Vitamin
B12 normalerweise gedeckt. Damit das wasserlösliche
Vitamin im Darm aufgenommen und anschließend in
der Leber gespeichert werden kann, muss jedoch ein von
der Magenschleimhaut gebildeter Stoff, der sogenannte
Intrinsic-Faktor, vorhanden sein. Bei älteren Menschen
sowie bei chronischen Magen-Darm-Erkrankungen man-
gelt es häufig an dem Faktor, was wiederum zu einem
Mangel an B12 führen kann. Wenn die Aufnahme im
Darm gestört ist, helfen intramuskuläre (i. m.) Injektionen mit B-Vitaminen.

Ursachen für erniedrigte Vitamin-B12-Werte:
- chronisch-entzündliche Darmerkrankungen
- Mangelernährung, vegane Ernährung
- Mangel an Intrinsic-Faktor
- operative Entfernung eines Teils des Magens oder des Dünndarms

Ursachen für erhöhte Vitamin-B12-Werte:
- erhöhte Freisetzung aus der Leber bei Hepatitis oder Metastasen der Leber
- Leukämie

Vitamin D
Normalwert (Calcidiol): 30–100 µg/l

Das fettlösliche Vitamin D (»Sonnenvitamin«) wird in der Haut unter Einfluss von Sonnenlicht bzw. UVB-Bestrahlung gebildet oder stammt – in geringen Mengen – aus der Nahrung (fettreiche Fische, Lebertran und Fleisch). Vitamin D spielt nicht nur bei der Knochenstabilität eine wichtige Rolle, sondern ist auch für das Immunsystem und den Muskelstoffwechsel von großer Bedeutung. Um einen Vitamin-D-Mangel festzustellen, wird im Labor der Calcidiol-Wert (25-Hydroxy-Vitamin-D) – dabei handelt es sich um die Speicherform des Vitamins – herangezogen, der Auskunft über die Vitamin-D-Versorgung der letzten Monate gibt. Im Winter sind die Werte niedriger als im Sommer.

Erste Mangelsymptome sind häufige Infekte oder
Muskelschmerzen.

Ursachen für erniedrigte Vitamin-D-Werte:
- chronische Magen-Darm-Erkrankungen
- Mangelernährung
- kaum Aufenthalt im Freien, Bettlägerigkeit
- Lebererkrankungen
- Nierenkrankheiten
- Schwangerschaft, Stillzeit und Wachstum
- wenig Kontakt mit Sonnenlicht: z. B. Ordenstracht,
  verschleierte Frauen, Nachtarbeiter

Ursachen für erhöhte Vitamin-D-Werte:
- zu hohe Vitamin-D-Gaben, Überdosierung
- starke UV-Bestrahlung

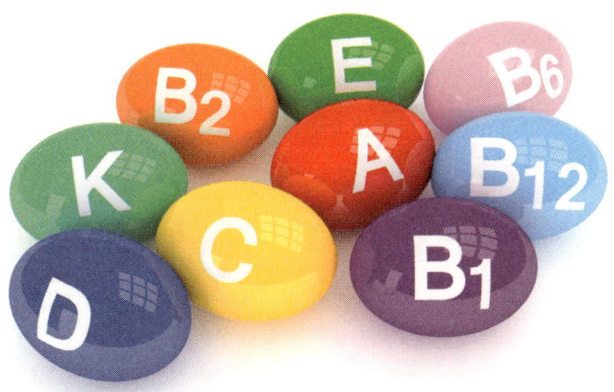

Das Hormonsystem

Der Körper verfügt über zwei Systeme, die Informationen und Signale an Organe und Zellen weiterleiten: das Nervensystem und das Hormonsystem. Die Hormonproduktion wird vom Gehirn bzw. Zentralnervensystem (ZNS) aus gesteuert. Die Hormone sind für die Steuerung der Körperfunktionen zuständig. Sie sind körpereigene Botenstoffe, die im Blut zirkulieren und über die Blutbahn zu allen Zellen transportiert werden. Sie beeinflussen die Abläufe im Organismus wie Stoffwechsel, Wachstum und Fortpflanzung. Selbst für den Wasserhaushalt und das seelische Befinden sind sie verantwortlich. Das Hormonsystem verfügt über ein Rückkopplungssystem, das Hormonausschüttung und -hemmung steuert.

Organe, die Hormone produzieren

Organe, die Hormone produzieren, werden als endokrine Organe bezeichnet, da sie Stoffe in den Blutkreislauf absondern. Diese Botenstoffe haben einen entscheidenden Einfluss auf die Körperfunktionen. Die endokrinen Organe haben folgende Aufgaben:

**Hypothalamus ❶ und
Hypophyse ❷ (Hirnanhangsdrüse)**
Diese beiden Hormonschaltzentralen regeln hauptsächlich das Hormonsystem des Körpers. Sie arbeiten dabei mit Rückkopplungssystemen, z. B. mit der Schilddrüse.

Schilddrüse ❸

Sie beeinflusst das Wachstum und die Entwicklung. Ihre Hormone haben Einfluss darauf, wie schnell oder wie langsam unser Körper die Nährstoffe in Energie umwandelt.

Thymusdrüse ❹

Sie beeinflusst das Immunsystem und produziert ein Hormon, das die Körperabwehr unterstützt.

Bauchspeicheldrüse ❺

Sie produziert Insulin und reguliert den Zuckerhaushalt.

Nebennieren ❻

Sie schütten die Stresshormone Adrenalin und Noradrenalin aus.

Keimdrüsen

Sie befinden sich in den weiblichen Eierstöcken ❼ und in den männlichen Hoden ❽ und bestimmen die Fruchtbarkeit.

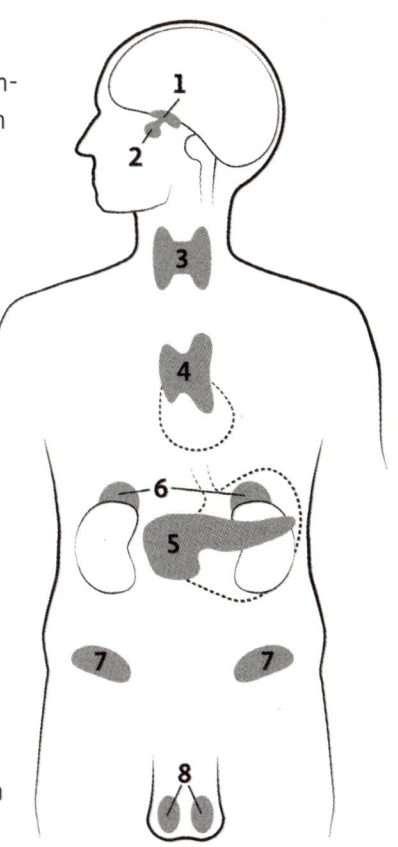

Hormone in der Laboruntersuchung

Schon in kleinsten Mengen entfalten die Hormone ihre
Wirkung. Das Hormonsystem entspricht einem feinen
Gefüge und der Nachweis von hormonellen Störungen
ist nicht immer einfach. Häufig sind die Störungen so
diskret, dass sie mit herkömmlichen Laboruntersuchungen nur schwer oder gar nicht nachweisbar sind, bzw.
die Interpretation der Werte selbst für erfahrene Ärzte
schwierig sein kann.

Spezielle Hormontests werden deshalb in aller Regel am
besten von Fachärzten, sogenannten Endokrinologen,
durchgeführt.

Schilddrüsenhormone

Die Schilddrüsenhormone spielen bei allen Stoffwechselvorgängen im Körper eine zentrale Rolle. Die Schilddrüse produziert zwei Hormone: Thyroxin und Trijodthyronin (T4 und T3). Hauptbestandteil dieser Hormone
ist Jod, ein Spurenelement, das wir mit der Nahrung
aufnehmen. Die Freisetzung von T3 und T4 aus der
Schilddrüse wird durch das Thyreoidea-stimulierende
Hormon (kurz TSH, andere Bezeichnung: Thyreotropin)
der übergeordneten Hypophyse gesteuert. Im Blut ist
der größte Teil von T3 und T4 an Eiweiße gebunden. Die
nicht gebundenen Hormone werden als »freies T3« (fT3)
und »freies T4« (fT4) bezeichnet. Nur die Schilddrüsenhormone in freier Form sind biologisch wirksam.

Bei dem Verdacht auf eine Erkrankung der Schilddrüse werden Thyroxin (T4) und fT4, Trijodthyronin (T3) und fT3, das Thyreoidea-stimulierende Hormon (TSH) und Schilddrüsenantikörper untersucht.

INFO

SCHILDDRÜSENHORMONE

Normalwerte

Gesamt-T3	1,49–2,6 nmol/l
Freies T3 (fT3)	5,3–12,1 pmol/l
Gesamt-T4	71,2–141 nmol/l
Freies T4 (fT4)	10,0–28,2 pmol/l
TSH	0,27–2,5 mU/l

Überfunktion der Schilddrüse

Bei einer Überfunktion (Hyperthyreose) sind zu viele Schilddrüsenhormone im Blut. Der Stoffwechsel arbeitet auf Hochtouren, und alle Vorgänge im Körper sind beschleunigt. Bei den Laborwerten sind T3 und T4 erhöht. Als Reaktion darauf wird von der Hirnanhangsdrüse die Freisetzung von TSH gedrosselt, daraufhin sinkt der TSH-Spiegel im Blut (negative Rückkoppelung). Bei Überfunktion können folgende Symptome auftreten:

- Nervosität, Erregbarkeit, Rastlosigkeit
- Gewichtsverlust trotz normalen Essens
- Hitzewallungen, erhöhte Körpertemperatur

- Haarausfall
- Herzklopfen
- erhöhte Herzfrequenz, Herzrhythmusstörungen
- erhöhte Stuhlfrequenz
- Zittern der Hände

In mehr als der Hälfte der Fälle verbirgt sich hinter einer Schilddrüsenüberfunktion ein Morbus Basedow. Bei einer Schilddrüsenüberfunktion verordnet der Arzt sogenannte Thyreostatika, spezielle Medikamente, die die Produktion der Schilddrüsenhormone im Körper hemmen.

Unterfunktion der Schilddrüse

Bei einer Unterfunktion (Hypothyreose) werden zu wenig Schilddrüsenhormone produziert, und der Stoffwechsel läuft nur mit halber Kraft. Sämtliche Vorgänge im Körper sind verlangsamt. Eine Laboruntersuchung ergibt erniedrigte T3- und T4-Werte. Als Reaktion darauf erhöht die Hirnanhangsdrüse die Freisetzung von TSH; der TSH-Spiegel im Blut steigt.
Bei einer Schilddrüsenunterfunktion können folgende Symptome auftreten:

- Antriebsschwäche
- kühle, blasse Haut
- Kälteempfindlichkeit
- Verstopfung
- raue, heisere oder tiefere Stimme

- Müdigkeit
- struppige Haare
- Gewichtszunahme
- verlangsamter Herzschlag

Autoimmunerkrankungen der Schilddrüse

Hinter einer Schilddrüsenerkrankung kann sich auch eine Autoimmunkrankheit verbergen. Bekannt ist der Morbus Basedow, bei dem Autoantikörper (TRAK, Normalwert < 10 IU/ml) die Hormone T3 und T4 permanent stimulieren und so eine Überfunktion der Schilddrüse hervorrufen.

Bei der sogenannten Hashimoto-Thyreoiditis findet man im Labor erhöhte TPO-Antikörper (Normalwert: < 100 IU/ml, methodenabhängig), die sich gegen ein Schilddrüsenenzym richten und zu einer Unterfunktion der Schilddrüse führen.

Vergrößerung der Schilddrüse

Steht der Schilddrüse nicht genügend Jod zur Hormonproduktion zur Verfügung, versucht sie, diesen Mangel durch extremes Wachstum auszugleichen. Diese Vergrößerung wird als Kropf (Struma) sichtbar. Auffallend ist hier, dass die Hormonwerte in diesem Fall im Blut normal sind.

Eine Jodmangelstruma wird mit Jodtabletten und gegebenenfalls mit Schilddrüsenhormonen behandelt, um die Zunahme des Gewebes zu hemmen.

Sexualhormone

Die Sexualhormone spielen eine Rolle bei der Gonaden-
entwicklung, bei der Entwicklung der Geschlechtsmerk-
male sowie bei der Steuerung von Sexualfunktionen. Es
werden von beiden Geschlechtern sowohl weibliche als
auch männliche Sexualhormone gebildet – allerdings
in unterschiedlichen Mengen. Diese Hormone werden
in den Keimdrüsen der Geschlechtsorgane und in den
Nebennierenrinden gebildet – in den weiblichen Eierstöcken die Östrogene und Gestagene, in den Hoden des
Mannes neben den Samenzellen auch das Geschlechts-
hormon Testosteron.

INFO

ÖSTROGEN UND TESTOSTERON

Normalwerte

17-Beta-Östradiol (Östrogen)

Follikelphase . . . . 30–200 ng/l

Ovulationsphase . . . . 200–400 ng/l

Lutealphase . . . . 100–200 ng/l

Nach den Wechseljahren. . < 20 ng/l

Mädchen vor der Pubertät < 20 ng/l

Männer . . . . < 40 ng/l

Testosteron

Männer . . . . . 3–10 ng/ml (10,4–34,7 nmol/l)

Frauen. . . . . . 0,06–0,86 ng/ml (0,2–3,0 nmol/l)

Stresshormone

Die Nebennieren, die an den oberen Nierenenden liegen, werden in Nebennierenrinde und Nebennierenmark unterteilt. Sie produzieren verschiedene lebenswichtige Hormone, darunter Kortisol und Aldosteron, das für die Regulierung des Flüssigkeitshaushaltes zuständig ist, außerdem Testosteron, eine Vorstufe der männlichen Geschlechtshormone, sowie das »Stresshormon« Adrenalin (Normalwert: < 4,4 nmol/l (80 ng/l).
Eine der schnellsten Reaktionen auf körperliche oder seelische Belastung ist die Ausschüttung von Adrenalin aus den Nebennieren. Innerhalb von Sekunden nimmt der Herzschlag zu, Blutdruck und Blutzuckergehalt steigen an. Das Ziel dieser Reaktion des Körpers ist eine rasche Mobilisierung aller verfügbaren Energien, um sich auf Kampf oder Flucht vorzubereiten. Die Hormone, die von der Nebennierenrinde abgesondert werden, nennt man Glukokortikoide oder Kortikoide. Auch sie gehören zu den »Stresshormonen«, da sie bei Stress vermehrt ausgeschüttet werden. Eine Blutuntersuchung wird z. B. bei Verdacht auf einen hormonproduzierenden Tumor durchgeführt.

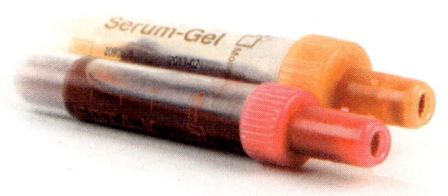

Kortisol

Normalwert:

8 Uhr morgens: 9–32 µg/dl

16 Uhr nachmittags: 7–13 µg/dl

Kortisol im Serum wird bestimmt bei Verdacht auf eine Schwäche oder Überfunktion der Nebennieren. Da Kortisol starken Schwankungen unterliegt, ist ein Tagesprofil aussagekräftiger als nur ein einzelner Morgenwert. Bei erhöhten oder unklaren Werten werden weiterführende Messungen durchgeführt, wie der sensitivere Dexamethason-Kurztest (Gabe von Kortison zur Überprüfung der Zusammenarbeit von Nebennierenrinde und Hypophyse).

Ursachen für eine Erhöhung der Kortisolwerte:

- Cushing-Syndrom (Überproduktion von Cortisol)
- Kortisontherapie
- östrogenhaltige Medikamente
- letztes Drittel der Schwangerschaft
- starkes Rauchen, Alkoholmissbrauch
- Tumor, v. a. Bronchialkarzinom
- Psychosen, endogene Depressionen
- starker Stress

Ursachen für eine Erniedrigung der Kortisolwerte:

- Nebennierenschwäche
- Schilddrüsenüberfunktion
- Leberzirrhose
- Eiweißverlust über Nieren oder Darm

Das Immunsystem

Ohne dass wir es merken, befindet sich unser Körper in
einer ständigen Auseinandersetzung mit der Umwelt.
Pausenlos haben wir Kontakt mit Bakterien, Viren und
anderen Erregern, die wir beispielsweise mit der Atemluft oder der Nahrung aufnehmen. Das Immunsystem ist
daher ständig damit beschäftigt, diese Fremdstoffe unter
Kontrolle zu halten und den Körper vor einer belastenden
Einflussnahme zu schützen.
Die Immunabwehr beschränkt sich übrigens nicht allein
auf das Blut. Nur vier Prozent der Lymphozyten befinden
sich im Blut, der Rest in den lymphatischen Organen und
im Knochenmark.

So funktioniert unsere Abwehr

Dass der Körper diese Angriffe körperfeindlicher Subs-
tanzen fast immer erfolgreich abwehren kann, hat seine
Ursache in dem hoch entwickelten Immunsystem des
Organismus.
Das Immunsystem besteht aus zwei unterschiedlichen
Abwehrsystemen, der unspezifischen (= ungezielten)
und der spezifischen (= gezielten) Abwehr, die in ihrer
Arbeit eng miteinander vernetzt sind.

Die Zusammenhänge der unspezifischen und der spezifischen Abwehr des Immunsystems sind hier in einem
Diagramm dargestellt.

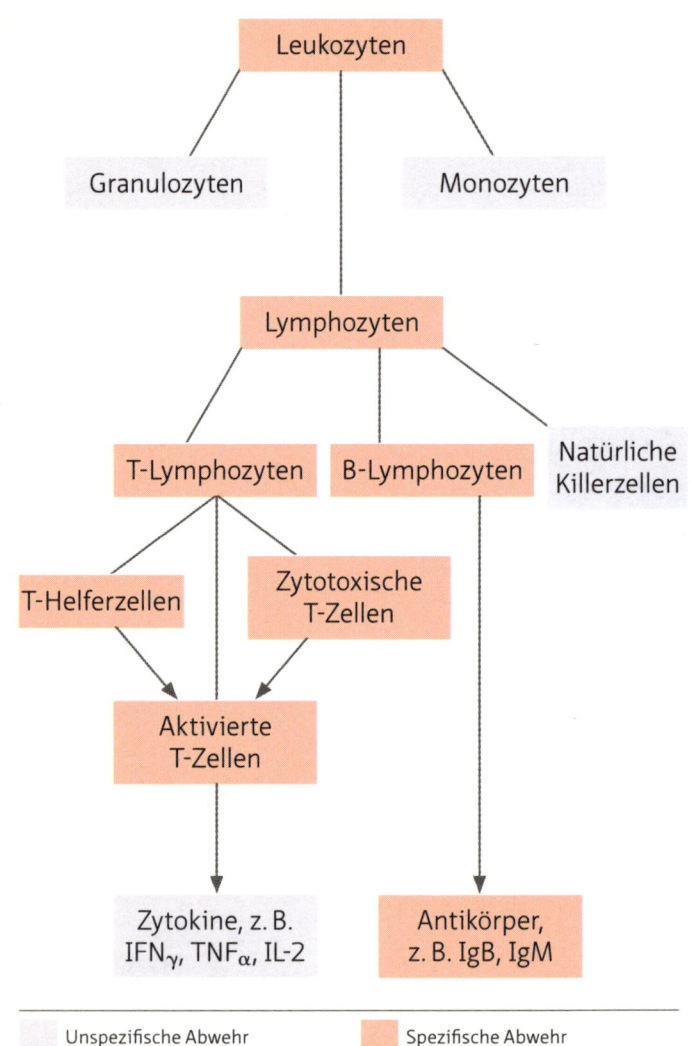

Die Lymphozyten

Krankheitserreger, die den Angriff der Fresszellen (siehe Seite 23) überstanden haben, werden vom Immunsystem gezielt bekämpft. Wichtigster Teil der spezifischen Abwehr sind die Lymphozyten, hoch entwickelte weiße Blutkörperchen. Sie reifen in den Lymphknoten, der Milz und der Thymusdrüse (kleine Drüse hinter dem Brustbein) heran und werden nach T- und B-Lymphozyten unterschieden.

Die B-Lymphozyten (B wie engl. bone marrow, Knochenmark) bilden, angeregt durch die T-Lymphozyten, gezielt Abwehrstoffe (Antikörper) gegen den Fremdstoff (Antigen). Stimmen Antigen und Antikörper in ihren Bindungsstellen überein, dann bildet sich ein Antigen-Antikörper-Komplex, der bestimmte Immunreaktionen in Gang setzt.

Die T-Lymphozyten (T wie Thymus) lernen während ihrer Reifung im Thymus, zwischen eigenen und fremden Körperzellen zu unterscheiden. Sie setzen Botenstoffe (Zytokine) frei, die Entzündungen und die Aktivität der Immunzellen regulieren.

Wie der Körper Freund und Feind unterscheidet

Das Abwehrsystem des Körpers kann Stoffe als körpereigen oder körperfremd erkennen; körperfremde Stoffe nennt man Antigene. Gegen sie bildet der Organismus Antikörper, die sich auf der Oberfläche der Antigene festsetzen. Die Antikörper können die Struktur der Antigene erkennen, speichern und bei einem späteren Kontakt sofort wieder erkennen. Die Antikörper, die immer nur für ein bestimmtes Antigen passen, sorgen dafür, dass es lahmgelegt wird. Bei Autoimmunerkrankungen richten sich die Abwehrzellen gegen körpereigenes Gewebe.

Immunglobuline (Ig)

Immunglobuline sind körpereigene Eiweißverbindungen, die spezifische Antikörpereigenschaften besitzen. Sie werden von den B-Lymphozyten gebildet. Ihre Bestimmung im Labor lässt verschiedene Aussagen über das Abwehrsystem zu. Sie werden in fünf Hauptklassen unterschieden:

- **Immunglobulin G (IgG)** Etwa 75 Prozent der Blutantikörper; IgG bildet sich erst rund drei Wochen nach Erstkontakt mit einem Fremdstoff und ist in der Anfangsphase einer Infektion meist nicht erhöht. Bei einem erneuten Kontakt mit demselben Fremdstoff steigen die Werte rasch an.

- **Immunglobulin A (IgA)** Etwa 15–20 Prozent der Blut-antikörper; IgA ist wichtig für die Abwehr von Erregern, die über die Schleimhäute (Darm und Lunge) in den Körper gelangen. IgA wird mit der Muttermilch auf das Baby übertragen und stellt einen wichtigen Schutz für das Neugeborene dar.
- **Immunglobulin M (IgM)** ist ein sogenannter Frühanti-körper; IgM tritt nach Erstkontakt am schnellsten auf. Nach der Akutphase sinkt der IgM-Wert im Blut rasch wieder ab.
- **Immunglobulin D (IgD)** sitzt auf der Oberfläche von B-Zellen; es aktiviert B-Lymphozyten und kommt bei Gesunden nur in geringen Mengen vor.
- **Immunglobulin E (IgE)** spielt eine Rolle bei Parasi-tenbefall und bei der Entstehung von Allergien; IgE bewirkt u. a. die Ausschüttung des Entzündungsstoffes Histamin.

INFO

IMMUNGLOBULIN

Normalwerte

Immunglobulin G (IgG)	6,80–14,45 g/l
Immunglobulin A (IgA)	0,75–4,07 g/l
Immunglobulin M (IgM)	0,34–2,48 g/l
Immunglobulin D (IgD)	0,03–0,14 g/l
Immunglobulin E (IgE)	< 240 µg/l

Der Stoffwechsel

Für den Stoffwechsel sind Nährstoffe wie Fette, Kohlenhydrate und Eiweiße notwendig. Diese Nährstoffe sind
für den Aufbau der Zellen und für die Energiegewinnung
verantwortlich. Störungen des Stoffwechsels können
gravierende Auswirkungen auf die Gesundheit haben.
Diabetes und Gicht gehören beispielsweise zu den
besonders verbreiteten Stoffwechselkrankheiten.
Diverse Labortests sind für die Diagnose dieser Störungen von herausragender Bedeutung.

Der Fettstoffwechsel

Zu den wichtigsten Blutfetten zählen Cholesterin und
Triglyzeride. Erhöhte Blutfettwerte begünstigen die
Entstehung von Gefäßverkalkung (Arteriosklerose) und
erhöhen das Herzinfarktrisiko.

Im Labor werden routinemäßig untersucht:
- Gesamt-Cholesterin
- LDL-Cholesterin
- HDL-Cholesterin
- Triglyzeride

Gesamt-Cholesterin

Cholesterin ist eine fettähnliche Substanz, die für den
Aufbau der Körperzellen lebensnotwendig ist. Es ist der

Ausgangsstoff für die Bildung von Hormonen, Gallensäuren und Vitamin D. Etwa 75 Prozent des im Organismus vorhandenen Cholesterins werden in der Leber gebildet, die restlichen 25 Prozent werden dem Körper über die Nahrungsaufnahme zugeführt.

Die Ausscheidung dieser Substanz erfolgt über die Galle und den Darm. Cholesterin wird gefährlich, wenn es sich in den Arterien anlagert und dort sogenannte Plaques bildet. Cholesterin kommt nur in tierischen Nahrungsmitteln vor; es ist in Fleisch, Schalentieren, Butter und Eiern enthalten.

INFO

CHOLESTERIN: KEINE EINHEITSWERTE

Die Normalwerte für das (Gesamt-)Cholesterin sind individuell unterschiedlich. Wünschenswert ist ein Cholesterinwert unter 200 mg/dl (5,2 mmol/l) bei Erwachsenen unter 60 Jahren, die keine weiteren Risikofaktoren aufweisen. Im Laufe des Lebens steigt der Cholesterinwert auch bei gesunden Menschen.

Deshalb sollte ein erhöhter Wert nicht isoliert betrachtet werden.

Entscheidend ist neben der genetischen Veranlagung, ob noch weitere Risikofaktoren wie Diabetes mellitus, Übergewicht, Rauchen, Bluthochdruck oder Herz-Kreislauf-Erkrankungen vorliegen.

Ursachen für eine Erhöhung der Cholesterinwerte:
- angeborene Fettstoffwechselstörungen
- cholesterinreiche Ernährung (Fast Food, übermäßig viel Kohlenhydrate, Zucker)
- Unterfunktion der Schilddrüse
- Schwangerschaft
- erhöhter Alkoholkonsum
- Medikamente, z. B. Kortison, Antibabypille
- Übergewicht, Diabetes mellitus
- Stress

Ursachen für eine Erniedrigung der Cholesterinwerte:
- Überfunktion der Schilddrüse
- schwere Lebererkrankungen
- zu geringe Cholesterinaufnahme durch die Nahrung, fettarme Ernährung
- entzündliche Darmerkrankungen (chronischer Durchfall)

Erhöhte Blutfettwerte können jahrelang unbemerkt bleiben, da sie am Anfang häufig keine Beschwerden bereiten. Krankhafte Veränderungen werden daher oft nur zufällig festgestellt. Zu hohe Cholesterinwerte (Hypercholesterinämie) sind maßgeblich an der Entstehung von Arteriosklerose beteiligt, da sich das überschüssige Cholesterin an den Gefäßwänden absetzt (Plaques). Gefürchtete Folgen der Arteriosklerose sind z. B. Durchblutungsstörungen, Herzinfarkt und Schlaganfall.

Die Lipoproteine HDL und LDL

Da Cholesterin nicht wasserlöslich ist, wird es im Blutplasma an Eiweißstoffe gebunden. Mithilfe dieser sogenannten Lipoproteine kann das Cholesterin zu jeder Zelle transportiert werden.

Man unterscheidet entsprechend ihrer Moleküldichte:
- LDL = Low Density Lipoproteins, gesamt ca. 75 %
- HDL = High Density Lipoproteins, gesamt ca. 25 %

Die Aufschlüsselung des (Gesamt-)Cholesterinwertes in LDL- und HDL-Anteile gehört zur Routine bei der Laboruntersuchung. Diese Werte liefern eine klare Aussage über das tatsächliche Krankheitsrisiko. Es gilt: Je höher das HDL- und je niedriger das LDL-Cholesterin, desto günstiger.
Berechnet wird zudem das Verhältnis des LDL- zum HDL-Wert, der sogenannte LDL/HDL-Quotient, um eine Aussage über das Risiko für eine Herzkrankheit zu gewinnen. Angestrebt wird ein Quotient unter 3. Je größer der Wert, desto höher das Risiko für Arteriosklerose und eine koronare Herzkrankheit.

HDL-Cholesterin
Normalwert: > 40 mg/dl (> 1,0 mmol/l)
Im Volksmund wird das HDL-Cholesterin auch als »gutes« Cholesterin bezeichnet (zum Merken: beginnt mit H wie Hilfe). Aktuelle Studien haben gezeigt, dass ein gewisser

Schutz vor Arteriosklerose besteht, wenn die HDL-Werte im Normbereich oder höher liegen. Die HDL-Cholesterinwerte werden von Hormonen, Geschlecht, Alter, körperlicher Aktivität (Ausdauersport erhöht den HDL-Wert) und vom Rauchen beeinflusst. Bei niedrigen HDL-Werten besteht – besonders bei gleichzeitig hohem Cholesterinspiegel – ein erhöhtes Risiko für eine Arteriosklerose.

LDL-Cholesterin
Normalwert: 100–130 mg/dl (2,6–3,4 mmol/l)
Das LDL-Cholesterin ist das »schädliche« Cholesterin. Erhöhte LDL-Werte fördern die Einlagerungen von Plaques in die Arterien und sind daher ein wichtiger Risikofaktor für arteriosklerosebedingte Erkrankungen. LDL ist ein zentraler Laborwert bei der Beurteilung des Fettstoffwechsels.

INFO

RISIKOFAKTOREN/LDL-GRENZWERTE

- *ohne weitere Risikofaktoren:*
  < 160 mg/dl (< 4,1 mmol/l)
- *geringe Risikofaktoren:*
  < 130 mg/dl (< 3,4 mmol/l)
- *bei Diabetes mellitus oder koronarer Herzerkrankung (KHK):*
  < 100 mg/dl (< 2,6 mmol/l)

Triglyzeride
Normalwert: < 150 mg/dl (< 1,71 mmol/l)
Triglyzeride werden vorwiegend mit der Nahrung aufgenommen und dienen als Energielieferanten und Baustoff
für die Zellen. Bei Bedarf setzt der Körper Triglyzeride aus
dem Fettgewebe frei. Erhöhte Werte sind meist ernährungsbedingt, können aber auch angeboren sein. Außerdem treten sie häufig im Zusammenhang mit Stoffwechselerkrankungen wie Diabetes mellitus, Gicht und
Übergewicht auf. Ein hoher Trigylzeridspiegel liefert eine
Aussage über das Arterioskleroserisiko, insbesondere im
Zusammenhang mit einem hohen LDL/HDL-Quotienten.
Bei erhöhten Triglyzeridwerten sollte man auf Alkohol
verzichten, denn der Körper produziert aus Alkohol und
Zucker Triglyzeride. Rapsöl, Leinöl und fetter Fisch haben
einen positiven Einfluss. Erniedrigte Triglyzeridwerte
deuten auf eine Schilddrüsenüberfunktion hin und werden bei stark geschwächten Patienten beobachtet.

Lipoprotein (a)
Normalwert: < 30 mg/dl
Dem Blutfett Lipoprotein (a) – kurz: Lp(a) – messen
Experten eine hohe Bedeutung als Risikofaktor für
Herz-Kreislauf-Erkrankungen und Arteriosklerose zu. Die
Bestimmung von Lipoprotein (a) ist vor allem bei erhöh-
ten LDL-Cholesterinwerten sinnvoll, da sich die Werte
potenzieren. Lp(a) ist erblich festgelegt.

Homocystein: Risikofaktor für Herz und Kreislauf
Normalwert: < 10–12 µmol/l

Homocystein (Hcy) gilt als ein Risikofaktor für Herz-Kreislauf-Erkrankungen und Arteriosklerose. Es ist ein Zwischenprodukt im Eiweißstoffwechsel. Es wird vom Körper ausschließlich selbst gebildet und kommt in der Nahrung nicht vor. Die Vitamine B6, B12 und Folsäure sind für die rasche Umwandlung von Homocystein in ungefährliche Substanzen verantwortlich. Ursachen für erhöhte Homocystein-Werte sind genetische Faktoren, vermehrter oxidativer Stress (z. B. Rauchen) sowie ein Mangel an Folsäure und B-Vitaminen.

Der Zuckerstoffwechsel

Traubenzucker (Glukose) ist der wichtigste Energieträger im Stoffwechsel des menschlichen Organismus, denn er beliefert Muskeln und Gehirn mit der notwendigen Energie. Kohlenhydrate sind für Zellen die wichtigsten Energielieferanten. Der Organismus wandelt Kohlenhydrate aus Nahrungsmitteln in Glukose (Traubenzucker) um.

Blutzuckerwerte (Glukose)
Normalwert nüchtern: 60–100 mg/dl (3,3–5,5 mmol/l)
Diabetes nüchtern: ≥ 126 mg/dl (7,0 mmol/l)

Befindet sich der Nüchtern-Blutzucker im Blutplasma bei mehrmaligen Messungen immer unter 80 mg/dl, spricht das gegen eine Diabetes-Erkrankung. Ein einmalig erhöhter Blutzuckerwert ist noch kein eindeutiger Beweis dafür, dass eine Zuckerkrankheit vorliegt. Mehrmalige Werte über 120 mg/dl nüchtern sind dagegen ein klarer Hinweis. Bei einer geplanten Blutzucker-Untersuchung sollte man mindestens acht Stunden nüchtern sein.

Insulin – Schlüssel zur Zelle
Damit der Körper den Zucker aus dem Blut auch aufnehmen und verarbeiten kann, benötigt er Insulin. Dieses Hormon der Bauchspeicheldrüse sorgt für den Transport der Glukose in die Zellen und senkt damit den Zuckerspiegel im Blut. Bei einem Blutzuckerwert über 160 bis 180 mg/dl (sogenannte Nierenschwelle) schaffen es die Nieren nicht mehr, die Glukose zurückzuhalten, dann ist Zucker auch im Harn nachweisbar (s. Seite 114 f.).

Zuckerbelastungstest
(Oraler Glukosetoleranztest, oGTT)
Nach dem Essen steigt der Blutzuckerwert im Blut an – das ist ganz normal. Bei Diabetikern steigen diese Werte allerdings deutlich höher an als bei Gesunden. In unklaren Fällen oder bei Grenzwerten wird der Arzt daher einen sensitiveren Zuckerbelastungstest (oraler Glukosetoleranztest, kurz oGTT) durchführen. Zuerst wird der Nüchtern-Blutzucker bestimmt; dann bekommt der Patient eine konzentrierte Zuckerlösung zu trinken (75 Gramm gelöste Glukose). Nach zwei Stunden

misst der Arzt erneut den Blutzucker und prüft damit die Reaktionsfähigkeit der Bauchspeicheldrüse, d. h. ob sie genügend Insulin herstellen konnte bzw. wie schnell der Körper eine größere Menge Glukose abbaut. Liegen die Glukosewerte nach zwei Stunden ≥ 200 mg/dl (≥ 11 mmol/l) im Plasma, ist dies ein Kriterium für Diabetes. Werte zwischen 140 und 199 mg/dl sind ein Hinweis auf eine gestörte Glukosetoleranz. Der Normalwert liegt unter 140 mg/dl. Ein gesunder Organismus reagiert auf die erhöhte Glukosezufuhr mit einer entsprechend vermehrten Insulinausschüttung.

Blutzuckertagesprofil

Zur Erkennung der Blutzuckerschwankungen innerhalb eines Tages muss man ein Tagesprofil ermitteln. Dabei wird der erste Blutzuckerwert morgens nüchtern bestimmt, zwei weitere Messungen werden im Tagesverlauf jeweils eine Stunde vor und eine Stunde nach den Mahlzeiten durchgeführt.

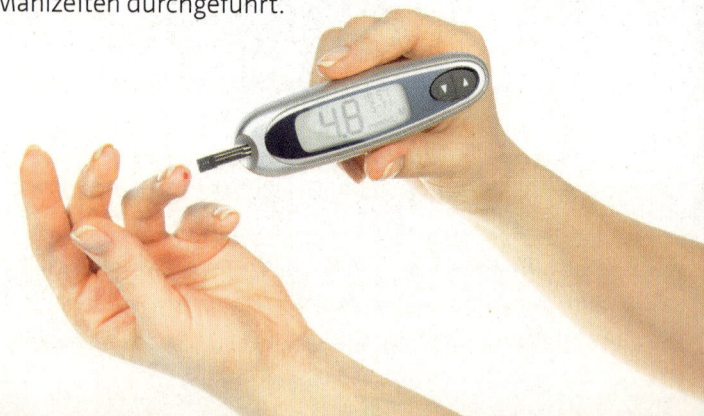

Die Zuckerkrankheit Diabetes mellitus

Die Zuckerkrankheit ist die am häufigsten auftretende Stoffwechselerkrankung. In Deutschland leiden etwa 6 Millionen Menschen an Diabetes mellitus. An Diabetes Erkrankte produzieren kein Insulin oder zu wenig davon. Als Folge steigt der Blutzuckergehalt an, da der Zucker nicht von den Zellen aufgenommen werden kann. Deshalb muss dem Körper gesondert eine spezielle Menge Insulin zugeführt werden.
Man unterscheidet zwei Diabetesformen:

Diabetes Typ 1 (Insulinmangel)
Er betrifft vorwiegend Kinder, Jugendliche und junge Erwachsene. Vermutlich wird die Krankheit durch eine Störung im körpereigenen Abwehrsystem oder durch Virusinfekte ausgelöst. Typ 1 muss lebenslang mit Insulin behandelt werden. Zu dieser Gruppe gehören etwa zehn Prozent der Diabetiker.

INFO

LABORBASISPROGRAMM

- Nüchtern-Blutzucker (BZ)
- Blutzuckertagesprofil
- Hämoglobin A1c (kurz: HbA1c)
- Mikroalbumin-Kontrolle
- Harnuntersuchungen
- Zuckerbelastungstest
- Selbstkontrolle zu Hause (Blut, Urin)

Diabetes Typ 2 (Insulinresistenz)

Dies ist die am häufigsten vorkommende Form des Diabetes. Da er meist erst im höheren Lebensalter auftritt, liegt entweder eine »Erschöpfung« der Bauchspeicheldrüse vor, oder aber der Körper reagiert nicht mehr empfindlich genug auf Insulin (Insulinresistenz). Die Anlage zum Diabetes ist zwar erblich, aber nicht jeder, der vorbelastet ist, erkrankt auch. Entscheidend sind häufig falsche Ernährungsgewohnheiten. In den letzten Jahren erkranken auch immer mehr jüngere, übergewichtige Menschen aufgrund von Fehlernährung und Bewegungsmangel an Diabetes Typ 2. Hohe Blutzuckerwerte haben häufig zunächst wenig spürbare Auswirkungen.

Die ersten Anzeichen einer Erkrankung können sein:
- nachlassende Leistungsfähigkeit, Müdigkeit
- Juckreiz
- Heißhungerattacken
- starker Durst, trockener Mund
- häufiges Wasserlassen, auch nachts
- Gewichtsverlust
- schlechte Wundheilung
- erhöhte Infektanfälligkeit

Ursachen für eine Erhöhung der Blutzuckerwerte (Hyperglykämie):
- Diabetes mellitus
- Schwangerschaftsdiabetes

- Entzündung oder Karzinom der Bauchspeicheldrüse
- Morbus Cushing (Überproduktion von Kortisol)
- chronische Lebererkrankungen
- Medikamente, z. B. Entwässerungstabletten, Kortison, Antibabypille, Betablocker

Ursachen für eine Erniedrigung der Blutzuckerwerte (Hypoglykämie):

- zu hohe Dosierung von Insulin oder blutzuckersenkenden Tabletten
- Tumor der Bauchspeicheldrüse (Insulinom)
- Schilddrüsenüberfunktion
- stark erhöhter Alkoholkonsum, Leberschaden
- Medikamente: z. B. Mittel zur Blutverdünnung
- Essstörungen (Magersucht)
- nach starker körperlicher Anstrengung

Anzeichen von Unterzuckerung
Patienten klagen über Heißhunger, Zittern, Schwindel, Schwitzen und Schwächegefühl bis hin zur Bewusstlosigkeit. Bei diesen Anzeichen sollte schnell ein Stück Traubenzucker oder Brot gegessen werden. Richtig gefährlich wird es, wenn der Blutzucker unter 50 mg/dl absinkt. Dann wird der Betroffene ohnmächtig. Bei einem bewusstlosen Patienten muss sofort der Notarzt verständigt werden! Eine Unterzuckerung ist häufig die Folge von starker körperlicher Belastung, erhöhtem Alkoholkonsum oder von Insulingabe ohne anschließende Mahlzeit.

Mikroalbumin-Kontrolle

Normalwert: < 20 mg/l bzw. 30 mg/24 h

Dieser Test ist von äußerster Wichtigkeit für Menschen, die an Diabetes erkrankt sind, da der Mikroalbuminwert Aufschluss über die Funktionsfähigkeit der Nieren gibt. Dabei handelt es sich um die spezielle Untersuchung eines bestimmten Eiweißtyps (dem sogenannten Albumin) im Urin. Die erhöhte Ausscheidung von Albumin ist häufig das erste Anzeichen einer Schädigung der Nieren. Diabetiker sollten diesen Test regelmäßig beim Arzt oder zu Hause durchführen.

Hämoglobin A1c (HbA1c)

Normalwerte:

Nichtdiabetiker:	4–6 %
Gut eingestellter Diabetiker:	< 6,5 %
Mäßig eingestellter Diabetiker:	6,5 –7,0 %
Behandlungsbedürftig	> 7,0–7,5 %

Hämoglobin A1c (HbA1c) ist der »Blutzuckerspion« bei Diabetes. An diesem Wert, der über die mittleren Blutzuckerwerte der letzten sechs bis acht Wochen Auskunft gibt, kann der Arzt sehen, wie konsequent der Patient seine Diät und die Einnahme der verordneten Medikamente eingehalten hat.

Die Bestimmung von HbA1c zur Erstellung der Erstdiagnose ist nicht sinnvoll. Der Wert dient vielmehr der Verlaufs- und Risikokontrolle sowie zur Abschätzung der Stoffwechselsituation.

Weitere Laborwerte bei Diabetes

Neben den Werten Blutzucker und HbA1c gibt es Laborparameter, mit denen unabhängig vom Blutzucker die Funktionsfähigkeit der Inselzellen und so der Grad der Insulinresistenz bestimmt wird, Risiken aufgedeckt sowie die Erfolge der Therapie untersucht werden können:

- **Proinsulin (Normalwert nüchtern: < 8 pmol/l)** gibt Auskunft über die Funktion der B-Zellen der Bauchspeicheldrüse, die das Insulin produzieren. Erhöhte Werte sprechen für eine ausgeprägte Insulinresistenz.
- **Insulin: (Normalwert nüchtern: 3–17 mU/l (20–120 pmol/l).** Die Bestimmung ist keine Basisdiagnostik, sondern wird bei unklaren Unterzuckerungen sowie bei Verdacht auf einen Tumor der Bauchspeicheldrüse (Insulinom) veranlasst.
- **C-Peptid (Normalwert nüchtern: 0,7–3,0 ng/ml (230–1 000 pmol/l)** wird eingesetzt zur Beurteilung der körpereigenen Insulinproduktion und zur Verlaufskontrolle nach Bekanntwerden eines Typ-1-Diabetes. Erhöhte Werte finden sich bei einem insulinproduzierenden Tumor (Insulinom).
- **Adiponektion (Normalwert: Männer 2,0–13,9 µg/ml, Frauen 4,0–19,4 µg/ml)** dient der frühzeitigen Risikoerkennung von Diabetes mellitus Typ 2 und Arteriosklerose. Je niedriger der Adiponektin-Spiegel im Blut (< 4 µg/ml), desto höher das Risiko für Diabetes und Herz-Kreislauf-Erkrankungen.

Die Harnsäure

Harnsäure ist ein Stoffwechselendprodukt, das beim Abbau von Zellkernen (Purine) entsteht. Je mehr Purine mit der Nahrung aufgenommen werden, desto mehr Harnsäure bildet sich. Sie entsteht aber auch beim normalen Um- und Abbau von Körperzellen. Bei Frauen steigen die Harnsäurewerte meist erst in den Wechseljahren an. Eine Erhöhung der Harnsäurewerte im Blut über 7 mg/dl wird als Hyperurikämie bezeichnet. Bei hoher Harnsäurekonzentration entstehen Harnsäurekristalle, die sich vorzugsweise in den Gelenken, Schleimbeuteln und Sehnen ablagern und dort Entzündungen hervorrufen. Sie können sich als Gicht oder auch in Form von Nierensteinen (Gichtniere) bemerkbar machen. Wenn die Harnsäurewerte über 9 mg/dl steigen, ist die Gefahr eines Gichtanfalls sehr hoch.

Normalwert:
Männer   3,5–7,0 mg/dl (208–416 µmol/l)
Frauen   2,5–6,0 mg/dl (149–357 µmol/l)

Gicht – eine Stoffwechselstörung

Gicht ist keine Krankheit der Gelenke, auch wenn dort der Schmerz zuerst auftritt, sondern eine erblich bedingte Stoffwechselstörung, bei der die Harnsäureausscheidung über die Nieren gestört ist. Faktoren wie Übergewicht, Diabetes und Fettstoffwechselstörungen bilden zusätzliche Risiken, an Gicht zu erkranken; betroffen sind überwiegend Männer (90 Prozent der Erkrankten). Typisch ist der einseitige Befall des Grundgelenks der großen Zehe; dabei ist das Gelenk stark geschwollen, gerötet und schmerzt extrem. Ein solcher Gichtanfall wird häufig durch eine opulente Mahlzeit (purinreich sind Fleisch, Innereien und Schalentiere) und erhöhten Alkoholkonsum ausgelöst. Wie aus heiterem Himmel kommt es dann – meist nachts – zu einem akuten Anfall. Die Beschwerden können wenige Stunden, aber auch einige Tage anhalten. Im weiteren Verlauf der Erkrankung wechseln sich die akuten Gichtanfälle mit schmerzfreien Intervallen ab. Während eines akuten Anfalls können die Harnsäurewerte sogar normal sein.

Bleibt die Gicht unbehandelt, können bleibende Gelenkschäden und Nierenerkrankungen die Folge sein. Zudem können sich kleine Ablagerungen (Tophi) an Händen und Füßen bilden.

Ursachen für eine Erhöhung der Harnsäurewerte:
- erblich bedingte Gicht (primäre Gicht)
- Übergewicht, Fehlernährung, erhöhte Blutfettwerte
- Alkohol, vor allem Bier
- Fastenkuren und strenge Diäten
- schwere körperliche Arbeit
- Nierenerkrankungen (verminderte Ausscheidung)
- Chemo- oder Strahlentherapie, Leukämie

- Medikamente, z. B. Entwässerungstabletten
- Schwermetallvergiftungen

Ursachen für eine Erniedrigung der Harnsäurewerte:
- lange Fastenkuren, Hungerzustände
- harnsäuresenkende Medikamente
- Leberschaden
- Schwermetallvergiftungen

Behandlung der Gicht
Durch eine Ernährungsumstellung lassen sich die besten Behandlungsergebnisse bei Gicht bzw. erhöhten Harnsäurekonzentrationen erzielen. Als besonders günstig hat sich eine überwiegend vegetarische Kost mit fettarmen Milchprodukten erwiesen. Das Ziel ist eine dauerhafte Senkung der Harnsäurewerte auf 5 bis 5,5 mg/dl. Bei erhöhten Werten ist die Einnahme eines Medikamentes (Wirkstoff Allopurinol), das die Bildung der Harnsäure hemmt, zu empfehlen.

Deftiges Essen ist für Menschen, die an Gicht leiden, tabu.

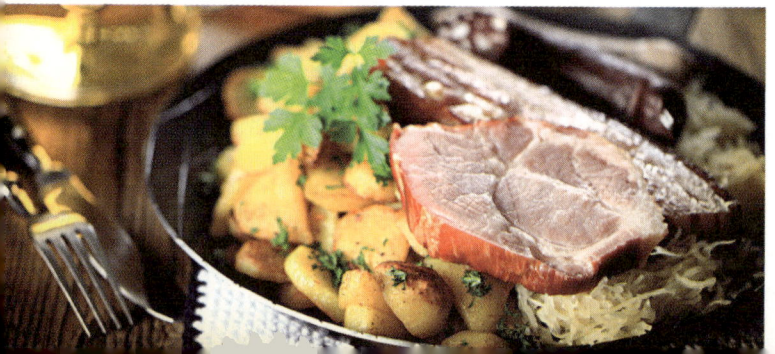

Der Eiweißstoffwechsel

Eiweiße (Proteine) sind sowohl in tierischen als auch in pflanzlichen Nahrungsmitteln enthalten. Im Verdauungstrakt werden die Eiweiße in ihre kleinsten Bausteine, die Aminosäuren, zerlegt. Im übrigen Körper werden sie dann erneut zusammengesetzt: als Bausteine für die Zellen und als Hormone, Enzyme und Abwehrstoffe gegen Krankheitserreger im Blut.

Gesamteiweiß (Bluteiweiße)
Normalwert: 6,6–8,3 g/dl (66–83 g/l)

Der flüssige Anteil des Blutes, das Blutplasma, besteht zu acht Prozent aus Eiweißen (Proteine).

Eiweiße im Blut haben die Aufgabe, Flüssigkeit zu binden und sind für den Transport zahlreicher Substanzen wie etwa Cholesterin, Vitamine oder Eisen zuständig. Außerdem sind sie für die Abwehr und die Blutgerinnung wichtig. Ein verminderter Gesamteiweißspiegel ist meist durch Mangelernährung, Hungerzustände, Darmerkrankungen, Tumoren, Eiweißverluste infolge eines Nierenschadens oder schwere Lebererkrankungen bedingt. In schweren Fällen treten Wassereinlagerungen im Gewebe (Ödeme) auf.

Bei Erhöhung des Gesamteiweißes besteht der Verdacht auf chronisch entzündliche Erkrankungen. Als weiterführende Untersuchung wird dann eine Eiweiß-Elektrophorese (s. Seite 127) veranlasst, die die einzelnen Gruppen von Eiweißbausteinen aufschlüsselt.

Harnstoff
Normalwert: 10–50 mg/dl (2–8 mmol/l)
Harnstoff ist das Abbauprodukt des Eiweißstoffwechsels. Durch die ständigen Um- und Abbauvorgänge bildet der Körper pro Tag etwa 20 bis 25 Gramm Harnstoff, der nur über die Nieren ausgeschieden wird. Harnstoff ist gut wasserlöslich und schwach basisch. Bei einer eingeschränkten Nierenfunktion reichert sich Harnstoff vermehrt im Blut an.

Die Bestimmung dieses wichtigen Wertes gehört zur medizinischen Routine, da er Auskunft über die Nierenfunktion liefert. Erniedrigte Werte finden sich bei schweren Lebererkrankungen oder Stoffwechselstörungen. Niedrigere Harnstoffwerte während einer Schwangerschaft sind normal.

Ursachen für eine Erhöhung der Harnstoffwerte:
- erhöhter Eiweißumsatz, z. B. hohes Fieber
- Austrocknung (Erbrechen, Durchfall)
- Nierenbeckenentzündung
- chronische Nierenerkrankungen
- eiweißreiche Kost (Fleisch)
- Verbrennungen

Ursachen für eine Erniedrigung der Harnstoffwerte:
- eiweißarme Kost
- Schwangerschaft
- Leberschaden

Körperliche Störungen oder Organerkrankungen

Auch in der hochtechnisierten Medizin hat sich nichts daran geändert, dass der erfahrene Arzt mithilfe von Krankengeschichte (Anamnese), körperlicher Untersuchung und durch Auswertung der Laborbefunde 90 Prozent aller Krankheiten diagnostizieren kann. Die Laborwerte sind für die medizinische Einschätzung wichtig, um Störungen zu erkennen, da fast jede Erkrankung zu einer mehr oder weniger gut erkennbaren Veränderung der Blutzusammensetzung führt.

Das ABO-Blutgruppensystem

Die roten Blutkörperchen (Erythrozyten) tragen auf ihrer Oberfläche das Merkmal (Antigen) der Blutgruppe. Im Blut von A, B und 0 finden sich sogenannte Antikörper, die sich gegen die anderen Blutgruppen richten. Nur die Blutgruppe AB ist frei von diesen Antikörpern. Wenn bei einer Übertragung die Blutgruppen nicht zusammenpassen, kommt es zu einer Verklumpung des Blutes, die lebensbedrohlich ist. Blut kann nicht einfach von einem Menschen auf den anderen übertragen werden, da es zu Unverträglichkeitsreaktionen kommen kann. Die Ursache dafür wurde Anfang des letzten Jahrhunderts von Karl Landsteiner erforscht. Der Arzt entdeckte die vier Blutgruppen: A, B, AB und 0.

Die Blutgruppen

Im Notfall können Menschen mit der Blutgruppe AB (Universalempfänger) von allen anderen Gruppen Blut bekommen. Menschen mit der Blutgruppe 0 darf jedoch nur Blut der eigenen Blutgruppe transfundiert werden. Blutgruppe A darf von B und AB kein Blut erhalten; Blutgruppe B darf von A und AB kein Blut bekommen, die Blutgruppe 0 (Universalspender) passt zu jeder anderen Blutgruppe.

Das Infektionsrisiko durch Bluttransfusionen ist in den letzten Jahren immer weiter gesunken. Dies ist zurückzuführen auf verfeinerte Untersuchungstechniken. In Deutschland wird jede Blutspende auf das Vorhandensein von Hepatitis A, B und C, Syphilis, HIV 1 und 2 (AIDS) sowie Cytomegalie (Infektionskrankheit mit speziellem Herpesvirus) getestet.

INFO

BESTIMMUNG DER BLUTGRUPPE

Blutgruppe und Rhesusfaktor kann der Hausarzt bestimmen (kostenpflichtig, wenn keine medizinische Notwendigkeit). In der Schwangerschaft, vor größeren Operationen gehört die Bestimmung der Blutgruppe zur Routine, ebenso bei jeder Blutübertragung (Transfusion). Dabei wird mit einem speziellen Test untersucht, ob Spender- und Empfängerblut zusammenpassen.

Der Rhesusfaktor

Eine weitere Eigenschaft, die sich auf der Oberfläche der roten Blutkörperchen befindet, ist der Rhesusfaktor. Er wird bei der Bestimmung der Blutgruppen mit ermittelt. Bei 85 Prozent aller Europäer ist ein Rhesusfaktor vorhanden; sie sind Rhesus-positiv. Bei 15 Prozent kann dieser Faktor im Blut nicht nachgewiesen werden; sie sind Rhesus-negativ.

Übersicht über die Blutgruppen			
Blutgruppe	Merkmal (Antigen)	Antikörper	Häufigkeit in Deutschland
A	A	Anti-B	43 %
B	B	Anti-A	11 %
AB	A und B	–	5 %
0	–	Anti-A, Anti-B	41 %

Verschiedene Krankheiten des Blutes

Die Gesundheit unseres Blutes ist von vielen Faktoren und Einflüssen abhängig.

Blutarmut (Anämie)

Unter Blutarmut versteht man eine Verminderung der roten Blutkörperchen, des Hämoglobins und/oder des Hämatokrits. Der Hämoglobingehalt lässt gemeinsam mit der Erythrozytenzahl und dem Hämatokritwert

Rückschlüsse auf die Art der Blutarmut zu. Die häufigste Ursache einer Anämie ist Eisenmangel. Auch chronische Infekte oder Tumoren können verantwortlich sein.

Getestet werden:
- Blutbild
- Hämoglobin
- Hämatokrit
- Differenzialblutbild
- MCV, MCH, MCHC und Retikulozyten

Weiterführende Tests:
- Ferritin, Transferrin und Transferrin-Sättigung
- Eisen (bei Verdacht auf Eisenmangel)

Die Werte Eisen, Ferritin, Transferrin und Transferrin-Sättigung geben Aufschluss über die Art einer Eisenstoffwechselstörung. Beschwerden, die auf Blutarmut bzw. Eisenmangel hinweisen können, sind:
- rasche Ermüdung, Konzentrationsschwäche
- Kopfschmerzen, Schwindel
- fahle, blasse Haut und blasse Schleimhäute
- niedriger Blutdruck, Herzklopfen
- Atemnot schon bei geringer Anstrengung
- trockene, rissige Haut, Einrisse an den Mundwinkeln
- brüchige Nägel und Haare

Bei leichter Anämie sind häufig keine oder nur geringe Beschwerden zu beobachten.

Bei einer leichten Blutarmut ist die Zahl der roten Blutkörperchen häufig noch normal, während Hämoglobin
und Hämatokrit bereits erniedrigt sind. Auch der umge-
kehrte Fall ist möglich. Bei unklaren Ergebnissen können
die folgenden zusätzlichen Labortests Aufschluss geben.

Ferritin

Normalwert:
Männer   20–500 μg/l (2–50 μg/dl)
Frauen   15–250 μg/l (1,5–25 μg/l)
In den Speichern von Leber und Milz hat sich der Körper
einen Eisenvorrat angelegt. Dort ist das Eisen an das
Eiweiß Ferritin gebunden; die Menge des Ferritins im
Blut spiegelt den Eisenvorrat des Körpers wider. Dieser
Wert ist sehr stark altersabhängig.

Transferrin

Normalwert: 200–360 mg/dl (2–3,6 g/l)
Transferrin ist ein Eiweiß, das für den Eisentransport im
Blut zuständig ist. Seine Transportfähigkeit wird jedoch
in der Regel nur zu einem Drittel genutzt. Der Wert
alleine ist wenig hilfreich, daher wird er zusammen mit
der Transferrin-Sättigung (TfS) und Ferritin beurteilt.
Bei Eisenmangel, Hormontherapie und während der
Schwangerschaft ist sein Wert erhöht.
Akute Entzündungen, Eiweißverluste und Leberer-
krankungen sowie Tumorleiden führen zu erniedrigten
Werten des Transferrins.

Transferrin-Sättigung (TfS)

Normalwert: 15–45 %

Mithilfe dieses Wertes lässt sich genau berechnen, wie viel Prozent des Transferrins mit Eisen beladen ist. Die Transferrin-Sättigung berechnet der Arzt mit der Formel »Quotient aus Eisen- und Transferrinkonzentration« im Blutserum.

Bei Eisenmangel, chronischen Entzündungen, Tumoren oder einem Leberschaden ist die Transferrin-Sättigung erniedrigt. Eine erhöhte Sättigung findet sich bei der Eisenspeicherkrankheit oder einem Mangel an Vitamin B12 und Folsäure.

Leukämie

Leukämie (Blutkrebs) ist eine bösartige Erkrankung der weißen Blutzellen mit einer unkontrollierten Vermehrung der Leukozyten. Es gibt unterschiedliche Formen der Leukämie, die alle mehr oder weniger gefährlich sind. Die akute Leukämie verläuft sehr rasch, die chronische Form dagegen langsam. Bei einer Leukämie finden sich viele unreife Vorstufen der Leukozyten im Blut. Sie verdrängen die anderen Blutzellen im Knochenmark (rote Blutkörperchen und Blutplättchen), weshalb die Patienten häufig unter Anämie oder erhöhter Blutungsneigung leiden. Da die weißen Blutkörperchen nicht normal entwickelt sind, kommt es gleichzeitig zu Abwehrschwäche und erhöhter Infektanfälligkeit.

Bluterkrankheit

Die Bluterkrankheit (Hämophilie) ist eine seltene erbliche Blutkrankheit, die vorwiegend bei Männern auftritt. Bei der Hämophilie fehlen im Blut bestimmte Gerinnungsfaktoren, sodass selbst kleinste Verletzungen zu lebensbedrohlichen Blutungen führen können, die spontan nicht mehr zum Stillstand kommen. Bluterkranke sind daher auf die Zufuhr entsprechender Blutpräparate, die Gerinnungsstoffe enthalten, angewiesen. Patienten mit dieser Erkrankung dürfen keine intramuskulären Injektionen (i.m.) erhalten; Operationen werden bei ihnen nur im Notfall durchgeführt.

Selbst Schürfwunden können zum Problem werden.

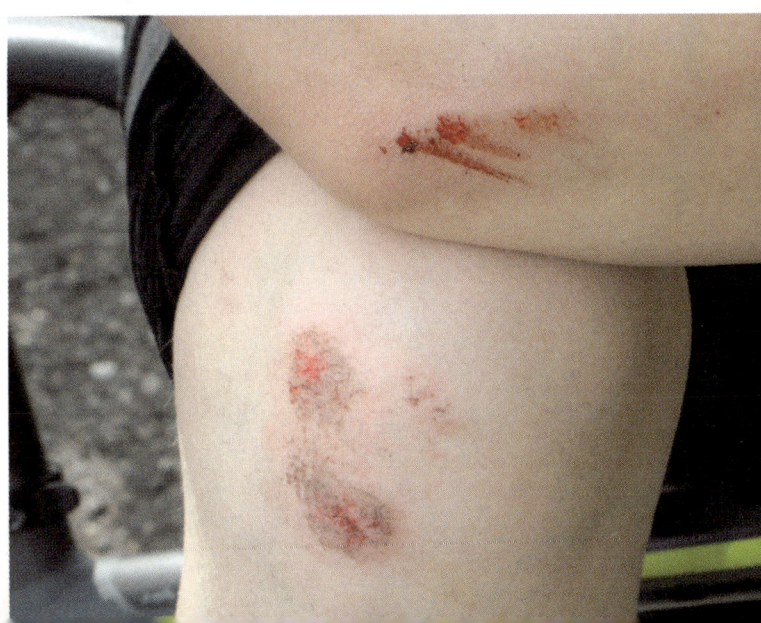

Die Leber – eine »chemische Fabrik«

Die Leber hat ein Gewicht von etwa 1,5 Kilogramm und liegt unter der rechten Zwerchfellhälfte. An ihr ist die Gallenblase befestigt, die als Speicher für den Gallensaft dient. Die Leber ist das zentrale Stoffwechsel- und das wichtigste Entgiftungsorgan unseres Körpers. Über die Leber werden die für den Organismus schädlichen und nicht notwendigen Stoffe abgebaut und ausgeschieden. Aufgaben der Leber sind:

- Entgiftungsfunktion, z. B. für Medikamente, Alkohol oder Drogen
- Produktion von Gallensaft
- Energiespeicherung
- Bildung von Enzymen
- Produktion von Bluteiweißen
- Bildung von Gerinnungsstoffen
- Speicherung von Vitaminen

Basisprogramm bei Verdacht auf eine Lebererkrankung

Jedes Körpergewebe produziert eigene Enzyme – je nach seiner Funktion. So gibt es spezielle Enzyme der Leber, die nur oder überwiegend dort zu finden sind. Bei einer Zellschädigung kommt es zu einer vermehrten Freisetzung dieser Leberenzyme ins Blut. Die wichtigsten Leberenzyme sind GOT, GPT und Gamma-GT. Sie zu untersuchen, gehört zum Standard bei Verdacht auf eine Leberstörung. Die beiden Enzyme GOT und GPT werden

auch unter dem Begriff Transaminasen zusammenge-
fasst. Weiterführende Untersuchungen sind die Bestimmung von Bilirubin, alkalischer Phosphatase (AP) und
Cholinesterase (CHE).

GOT-Werte (= AST)
Normalwert:
Männer   < 35 U/l
Frauen   < 31 U/l
GOT (Glutamat-Oxalazetat-Transaminase), die auch als
Aspartat-Amino-Transferase (AST) bezeichnet wird, ist
für die Früherkennung von Leber- und Gallenerkrankun-
gen von großer Bedeutung. Bei einer akuten Leberent-
zündung (Hepatitis) steigen die GOT-Werte besonders
stark an, noch bevor äußerlich eine Gelbsucht auftritt.
Auch kurz nach einem Herzinfarkt sowie nach schwerer
körperlicher Arbeit sind die GOT-Werte erhöht.

Ursachen für eine Erhöhung der GOT-Werte:
- Leberentzündung (Hepatitis)
- Leberzirrhose
- Gallenerkrankungen
- Erkrankungen der Bauchspeicheldrüse
- Herzinfarkt
- Muskelerkrankungen
- schwere körperliche Arbeit
- riskanter Alkoholkonsum, Drogen

GPT-Werte (= ALT)
Normalwert:
Männer < 45 U/l
Frauen < 35 U/l

GPT (Glutamat-Pyruvat-Transaminase, auch Alanin-Aminotransferase [ALT] genannt) ist ein Enzym, das hauptsächlich in der Leber vorkommt. Ein Anstieg ist ein klarer Hinweis auf Leber-Gallen-Erkrankungen. Bei akuten Leberentzündungen (Virushepatitis) können die GPT-Werte auf 500 bis 1 000 Units pro Liter ansteigen. Hinweis: Steigen GOT und GPT gleichzeitig an, weist dies auf eine Erkrankung von Leber und Galle hin. Sind nur die GOT-Werte erhöht, ist die Ursache eher eine Herzerkrankung.

Gamma-GT (GGT)
Normalwert:
Männer < 55 U/l
Frauen < 38 U/l

Gamma-GT (Gamma-Glutamyl-Transferase) ist ein wichtiges Enzym im Eiweißstoffwechsel. Eine Untersuchung der Gamma-GT-Werte dient zum Nachweis einer Leber-und Gallenerkrankung sowie der Zerstörung von Leberzellen. Liegt eine Lebererkrankung vor, ist in nahezu allen Fällen auch die GGT erhöht. Besonders stark erhöhte Gamma-GT-Werte finden sich bei einem sogenannten Gallestau (Cholestase).

Ursachen für eine Erhöhung der Gamma-GT-Werte:
- Hepatitis, Fettleber, Leberzirrhose
- Erkrankungen der Gallenwege, Gallestau
- Erkrankungen der Bauchspeicheldrüse
- Herzerkrankungen, Herzinfarkt
- Alkoholmissbrauch, Drogen
- Medikamente (Diuretika, »Pille«) oder Gifte

Bilirubin

Normalwert Gesamt-Bilirubin:
< 1,1 mg/dl (< 18,8 µmol/l)
Normalwert direktes Bilirubin:
< 0,3 mg/dl (< 5,1 µmol/l)
Normalwert indirektes Bilirubin:
< 0,8 mg/dl (< 13,7 µmol/l)

Bilirubin ist ein gelbbrauner Farbstoff der Galle, der als Abbauprodukt des roten Blutfarbstoffs Hämoglobin entsteht. Im Labor lassen sich direktes, indirektes und (Gesamt-)Bilirubin bestimmen. Das indirekte, wasserunlösliche Bilirubin wird in der Leber zu direktem, wasserlöslichem Bilirubin umgebaut und mit dem Gallensaft über den Darm ausgeschieden. Wenn mehr Bilirubin im Körper ist, als die Leber verarbeiten kann, oder wenn die Gallenwege blockiert sind, wird Bilirubin im Blut abgeladen. Steigt der Bilirubinwert im Blut über 2 mg/dl (> 35 µmol/l) an, kommt es zu einer Gelbsucht. Das Bilirubin wird über den Urin ausgeschieden, der sich dann bierbraun verfärbt. Der Stuhl wird heller, außerdem entwickelt sich ein mehr oder weniger starker Juckreiz.

Störung der Entsorgung von Bilirubin
Der natürliche Entsorgungsvorgang des Bilirubins über den Darm kann aus verschiedenen Gründen gestört sein; die Ursache wird der Arzt durch die Bestimmung von direktem und indirektem Bilirubin herausfinden. Erhöhte Werte des indirekten Bilirubins deuten auf vermehrten Zerfall der Blutzellen oder – bei Neugeborenen – auf eine Gelbsucht. Sind dagegen die Werte des direkten Bilirubins erhöht, kann eine Lebererkrankung oder ein Verschluss der Gallenwege vorliegen.

Ursachen für eine Erhöhung der Bilirubinwerte:
1. Lebererkrankungen – Schädigung der Leberzellen
▶ Leberentzündung (Hepatitis), Leberzirrhose
▶ Vergiftungen
2. Verschluss der Gallenwege
▶ Gallensteine
▶ Entzündung
▶ Tumor
▶ chronische Entzündung der Bauchspeicheldrüse
3. Erhöhter Zerfall der roten Blutkörperchen
▶ bei Neugeborenen (in den ersten Lebenstagen normal)
▶ Blutarmut (spezielle Formen der Anämie)
▶ Unverträglichkeit von Medikamenten (u. a. Östrogene)
▶ Gelbfieber, Malaria

Alkalische Phosphatase (AP)

Normalwert:

Männer 40–130 U/l

Frauen   35–105 U/l

Die alkalische Phosphatase (Gesamt-AP) umfasst eine Gruppe von Enzymen in Leber, Knochen, Darm und Nieren. Von wenigen Ausnahmen abgesehen, weist eine Erhöhung der AP-Werte auf eine Schädigung von Leber, Galle oder Knochen hin. Normal ist eine Erhöhung der AP-Werte während des Wachstums und im letzten Drittel einer Schwangerschaft.

Ursachen für eine Erhöhung der AP-Werte:
- Abflussstörung der Galle
- Leberentzündung (Hepatitis)
- Rachitis, Knochenabbau, Knochenbrüche
- chronischer Alkoholkonsum
- Medikamente (Mittel gegen Gicht, Antibiotika, H2-Blocker wie Ranitidin, Östrogene)

Cholinesterase (CHE)

Normalwert: 4,9–12 kU/l;

während Schwangerschaft, Einnahme der »Pille«: 3,7–9,1 kU/l

Das Enzym Cholinesterase wird in der Leber produziert. Mit einer Bestimmung der CHE-Werte kann die Leistungsfähigkeit der Leber untersucht werden. Anhand der Werte kann man feststellen, ob dieses Organ noch ausreichend Enzyme herstellen kann. Ist die Leber geschädigt, kann sie nicht mehr genügend Cholinesterase bilden – die CHE-Werte im Blut fallen ab. Mithilfe der CHE-Werte kann der Arzt darüber hinaus vor Operationen das Narkoserisiko beurteilen und eine Überempfindlichkeit gegen bestimmte Narkosemittel erkennen und berücksichtigen.

Ursachen für eine Erniedrigung der CHE-Werte:
- Leberzirrhose, Leberschädigung
- chronische Hepatitis
- schwere Infektionen
- Vergiftungen (Pestizide)

Ursachen für eine Erhöhung der CHE-Werte:
- Fettleber
- Zuckerkrankheit (Diabetes mellitus)
- Schilddrüsenüberfunktion
- koronare Herzerkrankung (KHK)
- starkes Übergewicht

LDH-Werte
Normalwert: < 250 U/l
Das Enzym LDH (Laktatdehydrogenase) spielt eine wichtige Rolle bei der Spätdiagnostik des Herzinfarkts. Erhöhte Werte von LDH lassen sich aber auch bei einer

Leberentzündung (Hepatitis) nachweisen. Der Wert ist kein Basiswert, sondern wird ergänzend oder zur Verlaufskontrolle bestimmt.

Fettleber

Wenn mehr als 50 Prozent der Leberzellen Fetteinlagerungen aufweisen, spricht man von einer Fettleber. Als Ursachen kommen Alkohol, Überernährung, Diabetes mellitus und Fettstoffwechselstörungen in Frage. Typisch im Labor: Die Gamma-GT-Werte (GGT) sind erhöht bei gleichzeitig nur mäßiger Erhöhung der Transaminasen (GOT und GPT). Werden die Ursachen behoben, kann sich eine Fettleber zurückbilden.

Leberzirrhose

Eine Leberzirrhose kann sich nicht mehr zurückbilden. Es kommt zu einem bindegewebigen Umbau der Leber, hervorgerufen durch Alkohol oder durch eine chronische Hepatitis B, C oder D. Wegen der fortschreitenden Zerstörung des gesunden Gewebes kann die Leber ihre Funktionen nicht mehr richtig ausüben. Das führt zu mangelhafter Entgiftung des Körpers, gestörter Blutgerinnung und gestörtem Eiweißstoffwechsel. Bei den Laborwerten ist häufig Folgendes zu sehen: GPT, GOT und Bilirubin sind erhöht; Albumin (Eiweiß) ist erniedrigt, Gerinnungsfaktoren sind vermindert, und Gammaglobuline sind erhöht.

Formen der Leberentzündung (Virushepatitis)

Bei Verdacht auf eine durch Viren verursachte Leberentzündung (Hepatitis) ist die Bestimmung von Virusanti-
körpern notwendig.

Bei einer akuten Hepatitis sind außerdem die Bilirubinwerte und die Transaminasenwerte (GPT und GOT) im
Blut deutlich erhöht. Die wichtigsten Typen sind Hepatitis A, Hepatitis B und Hepatitis C. Daneben gibt es noch
Hepatitis D und E.

Hepatitis A

Sie ist eine typische Erkrankung nach Reisen in Län-
der mit schlechtem Hygienestandard. Hepatitis A wird
über den Mund (oral) durch infizierte Nahrungsmittel
und verseuchtes Wasser übertragen. Sie heilt aus. Eine
chronische Form ist nicht bekannt, eine Schutzimpfung
möglich. Die Infektion hinterlässt eine lebenslange
Immunität.

Hepatitis B

Diese Form der Leberentzündung wird vor allem durch
Körperflüssigkeiten wie Blut, Speichel und Samenflüssig-
keit übertragen. Risikogruppen sind Bluterkranke, Dro-
genabhängige und Menschen mit häufig wechselnden
Sexualpartnern, aber ebenso medizinisches Personal. In
bis zu zehn Prozent der Fälle wird Hepatitis B chronisch,
eine Impfung ist möglich, auch als kombinierte Impfung
Hepatitis A und B.

Hepatitis C

Die Übertragungswege und Risikogruppen entsprechen denen der Hepatitis B, speziell über Blut- und Blutprodukte. In mehr als 50 Prozent der Fälle geht die Hepatitis C in eine chronische Form über. Eine Impfung ist nicht möglich.

Andere Formen der Hepatitis

Hepatitis-D-Viren treten nur in Verbindung mit Hepatitis B auf. Hepatitis E gleicht hinsichtlich Übertragungsweg und Gefährlichkeit der Hepatitis A. Sie wird meist von Reisenden eingeschleppt.

Gegen Hepatitis A und B kann man sich impfen lassen.

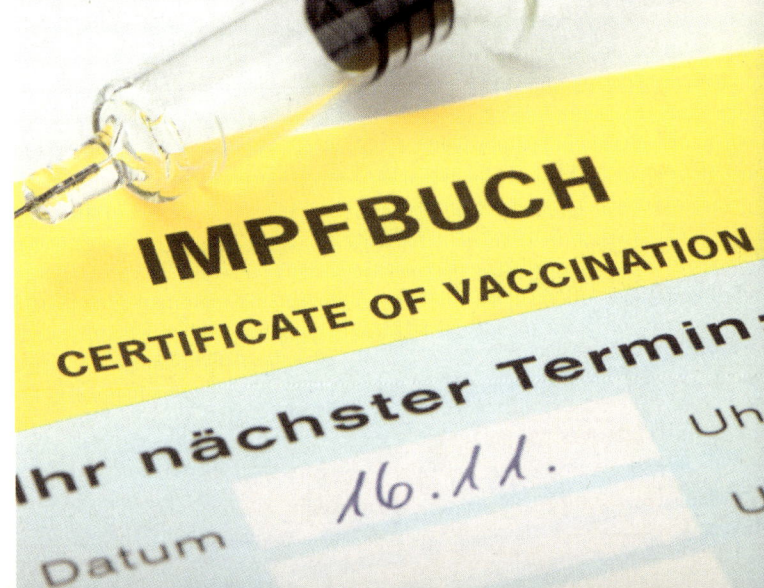

Herzinfarkt und Herzerkrankungen

Besteht der Verdacht auf einen Herzinfarkt, stützt sich der Arzt auf zwei Diagnosepfeiler: das EKG und die Laboruntersuchung von Herzenzymen. Typische Anzeichen sind plötzlich auftretende, starke Schmerzen hinter dem Brustbein mit Ausstrahlung in den linken Arm. Dazu Unruhe und Angst, Atemnot, Übelkeit und Erbrechen. Ruhe oder Nitro-Spray bringen keine Besserung.

Nachweis eines Herzinfarkts im Blut

Bei einem Herzinfarkt sterben enorm viele Herzmuskelzellen ab; dadurch werden bestimmte Enzyme freigesetzt, die ins Blut gelangen und im Labor nachgewiesen werden können. Wichtige Laboruntersuchungen bei Verdacht auf Herzinfarkt sind:

- Myoglobin
- Kreatininkinase (Gesamt-CK und CK-MB)
- Cardiales Troponin T und Troponin I
- GOT (= AST)
- LDH
- C-reaktives Protein (CRP)

Myoglobin

Normalwert: < 70 µg/l

Myoglobin ist der rote Muskelfarbstoff. Bei einem akuten Herzinfarkt ist der Myoglobinwert zwei bis vier Stunden nach dem Beginn der Herzbeschwerden erhöht. Er ermöglicht eine frühzeitige Diagnose, denn er ist der früheste Laborwert, der ansteigt. Myoglobin wird deshalb auch zum Ausschluss eines Herzinfarktes herangezogen. Allerdings ist Myoglobin nicht herzspezifisch: Die Werte können auch nach Muskelverletzungen oder intramuskulären (i. m.) Injektionen ansteigen.

Kreatinkinase (Gesamt-CK und CK-MB)
Normalwert:

CK-Normalwerte	CK-MB-Normalwert
Männer < 170 U/l	< 6 % (Anteil der Gesamt-CK)
Frauen < 145 U/l	< 24 U/l (CK-MB-Aktivität)

Das Enzym steigt etwa vier bis fünf Stunden nach dem Herzinfarkt bis auf Werte von 1 000 U/l an und bleibt einige Zeit im Blut nachweisbar (Halbwertszeit etwa

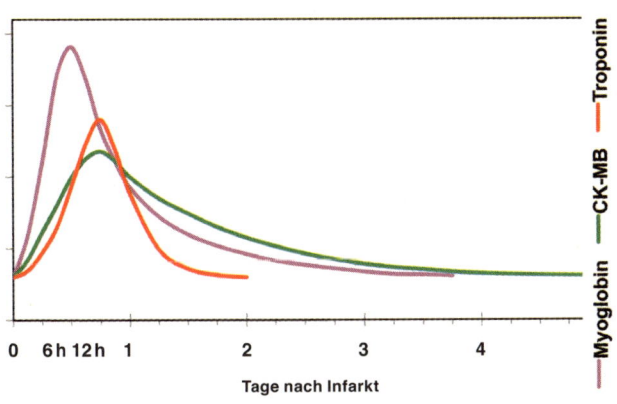

Tage nach Infarkt

10 Stunden). Weil sich erhöhte Werte auch bei Sportlern, Alkoholmissbrauch, Tumoren und nach Injektionen in den Muskeln finden, wird die Kreatinkinase in Untergruppen (Herz, Skelettmuskeln, Gehirn) aufgeteilt, mittels derer eine Herzschädigung eindeutiger nachgewiesen werden kann. Wichtig ist der CK-MB-Wert, denn bei einem Herzinfarkt liegt der CK-MB-Anteil im Blut über sechs Prozent des Gesamt-CK-Wertes. Er dient dem Nachweis eines Herzinfarktes sowie der Verlaufskontrolle.

Cardiales Troponin T und Troponin I
Normalwert Cardiales Troponin T (cTnT) < 0,1–0,2 µg/l
Normalwert Cardiales Troponin I (cTnI) ≤ 0,1 µg/l
Die aus dem Herzmuskel stammenden Proteine Troponin T und Troponin I sind wichtige Werte zur Frühdiagnose eines Herzinfarktes. Sterben bei einem Herzinfarkt Zellen ab, werden Troponine freigesetzt und gelangen ins Blut. Sie sind ab etwa drei bis vier Stunden nach dem Ereignis zu messen und erreichen nach 24 Stunden ihren Höhepunkt, nach etwa 10 bis 14 Tagen sind sie wieder im Normbereich. Die Troponine werden zudem herangezogen, um das drohende Risiko für einen Herzinfarkt einzuschätzen. Dabei gilt: je höher die Werte, desto ungünstiger. Dem Notarzt steht bei Verdacht auf einen Herzinfarkt ein Troponin-Schnelltest zur Verfügung. Die Bestimmung schafft Gewissheit und ermöglicht eine schnelle Versorgung des Herzinfarktpatienten.

GOT-Werte (= AST)

Normalwerte:
Männer < 35 U/l
Frauen < 31 U/l

Das Enzym GOT (Glutamat-Oxalazetat-Transaminase) wird auch als AST (Aspartat-Aminotransferase) bezeichnet. Bei einem akuten Herzinfarkt sind die Werte nach vier Stunden erhöht und erreichen nach 16 bis 48 Stunden ihr Maximum. Die Höhe des GOT-Wertes ist ein Maßstab für die Schwere des Herzinfarktes.

Hinweis: Wenn GOT und GPT (s. Seite 96) gleichzeitig ansteigen, spricht dies eher für eine Schädigung der Leberzellen.

LDH (Laktatdehydrogenase)

Normalwert: < 250 U/l

Für die Verlaufskontrolle und zur Spätdiagnose des Herzinfarkts ist das Enzym LDH (Laktatdehydrogenase) wichtig, da sein Wert auch bei einem schon einige Tage zurückliegenden Herzinfarkt erhöht ist (lange Halbwertszeit). Die LDH-Werte sind allerdings nicht herzspezifisch, sondern auch bei Erkrankungen der Muskulatur oder einer Leberentzündung (Hepatitis) erhöht. Der Wert wird deshalb nicht allein, sondern begleitend zu den oben genannten Laboruntersuchungen erhoben.Falsch hohe Werte können bei starker körperlicher Belastung oder bei Zerfall von Blutzellen in der Laborprobe entstehen.

Nierenerkrankungen

Die beiden bohnenförmigen Nieren liegen rechts und links neben der Wirbelsäule etwa auf der Höhe der Lendenwirbelsäule. Jede Niere wiegt nur etwa 150 Gramm und filtert ununterbrochen Blut. Die Nieren sind für die Bildung von Harn zuständig, und sie reinigen das Blut von Giftstoffen und Stoffwechselabbauprodukten. Durch die Ausscheidung von Salzen und Wasser regulieren diese Organe den Flüssigkeitshaushalt des Körpers. Fällt eine Niere aus, übernimmt die andere deren Arbeit. Täglich scheidet der Körper ungefähr etwa 1,5 Liter Urin aus.

Störung der Ausscheidungsfunktion

Kreatinin, Harnstoff und Harnsäure sind Abbauprodukte, die täglich bei verschiedenen Stoffwechselprozessen anfallen und über die Nieren ausgeschieden werden. Kreatinin und Harnstoff entstehen beim Muskel- und Eiweißstoffwechsel, Harnsäure beim Purinstoffwechsel.

Rückenschmerzen können auf Nierenleiden hinweisen.

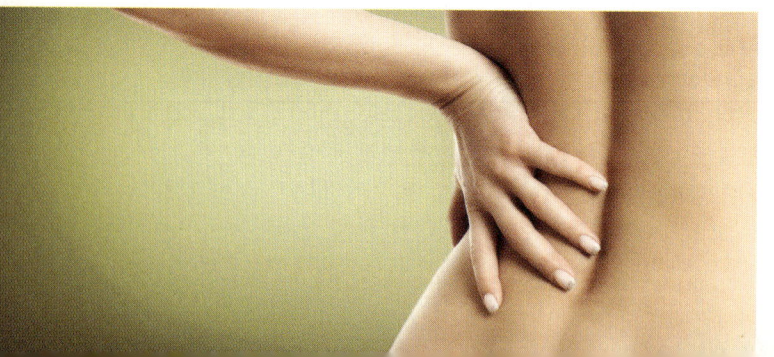

Bei einer Ausscheidungsschwäche der Niere werden diese Abbauprodukte nicht mehr genügend ausgeschieden und reichern sich vermehrt im Blut an. Um eine Vergiftung zu verhindern, ist dann eine Blutwäsche (Dialyse) lebensrettend. Auch Veränderungen der Elektrolyte im Blut – insbesondere eine Erhöhung des Kaliumwertes – weisen auf eine Störung der Nieren hin.

INFO

LABORBASISPROGRAMM

- Kreatinin
- Kreatinin-Clearance
- Harnstoff
- Harnsäure
- Gesamteiweiß
- Elektrolyte

Kreatinin
Normalwert:
Männer < 1,1 mg/dl (< 97 µmol/l)
Frauen < 0,8 mg/dl (< 71 µmol/l)
Der Kreatininspiegel ist ein Maßstab für die Filterleistung der Nieren. Bereits eine geringe Erhöhung des Wertes im Blut ist ein Hinweis auf eine eingeschränkte Nierenfunktion. Allerdings steigen die Werte erst dann im Blut an, wenn mehr als die Hälfte der Nierenfilter geschädigt ist. Der Kreatininwert hat wenig Aussagekraft bei der Frühdiagnose; er dient vor allem als Verlaufskontrolle bei einer eingeschränkten Nierenfunktion.

Kreatinin-Clearance
Normalwert:
Männer 95–160 ml/min
Frauen   98–156 ml/min

Diese Untersuchung wird vorgenommen, wenn der Verdacht auf eine Nierenerkrankung besteht, der zuvor ermittelte Kreatininwert aber noch im Normalbereich liegt. Dabei wird Kreatinin sowohl im Blut bestimmt als auch einen Tag lang im Urin gemessen (24-Stunden-Urin).

Aus diesen beiden Proben lässt sich errechnen, wie viel Blut in einer Minute von Kreatinin gereinigt werden kann. Dieser Wert ist altersabhängig und sinkt mit zunehmendem Alter etwas ab.

Harnstoff
Normalwert: 10–50 mg/dl (2–8 mmol/l)

Harnstoff ist das Abbauprodukt des Eiweißstoffwechsels. Pro Tag bildet der Körper etwa 20 bis 25 Gramm Harnstoff. Bei einer eingeschränkten Funktion der Nieren reichert sich Harnstoff vermehrt im Blut an.

Die Ermittlung des Harnstoffspiegels dient zur Überwachung von Patienten mit chronischer Nierenschwäche. Steigt der Wert in kurzer Zeit an, kann eine Blutwäsche (Dialyse) notwendig werden. Erhöhte Harnstoffwerte können ebenfalls die Folge von schweren Infektionen mit hohem Fieber sowie von schweren Verbrennungen oder Blutungen sein.

Harnsäure

Normalwert:

Männer   3,5–7,0 mg/dl (208–416 µmol/l)

Frauen   2,5–6,0 mg/dl (149–357 µmol/l)

Das Stoffwechselendprodukt Harnsäure entsteht beim Abbau von Zellkernen (Purine). Die größte Bedeutung hat der Harnsäurewert bei einer Erkrankung an Gicht (siehe Seite 82 f.); aber auch bei der Überprüfung der Nieren- funktion wird der Harnsäurewert bestimmt.

Die Bestimmung der Elektrolyte und Urinuntersuchun- gen spielen ebenfalls eine Rolle bei der Überprüfung der Nieren. Überprüft werden spezifisches Gewicht, Glukose, Eiweiß und der pH-Wert des Urins. Auch die Farbe und äußerliche Auffälligkeiten werden inspiziert. Ein schau- miger Urin findet sich bei der Ausscheidung von Eiweiß.

Untersuchungen von Urinproben

Urinuntersuchungen haben eine lange Tradition. Schon in frühesten Zeiten wurde der Urin (Harn) in der soge- nannten Harnschau als Diagnosemittel eingesetzt. Farbe, Geruch und selbst der Geschmack spielten damals eine wichtige Rolle. Heute gehören Urinuntersuchungen neben der Blutanalyse zu den Routinetests im Labor.

Zusammensetzung des Urins

Mit dem Harn werden Stoffwechselendprodukte, Wasser, Giftstoffe und chemische Substanzen aus dem Körper

entfernt. Die tägliche Urinmenge beträgt etwa einein-
halb bis zwei Liter, abhängig von der Trinkmenge. Der
Harn besteht zu 95 Prozent aus Wasser; weitere Inhalts-
stoffe sind Harnstoff, Harnsäure, Kreatinin, verschiedene
Salze und Vitamine. In der Regel wird für die Untersuchung Morgenurin benötigt. Wenn nichts anderes
bekannt ist, sollte der sogenannte Mittelstrahlurin
gesammelt werden. Dazu lässt man zuerst ein wenig Urin
ablaufen, fängt etwa 20 bis 40 Milliliter in einem Gefäß
auf und lässt den letzten Teil abfließen. Verwenden Sie
nur keimfreie Einmalgefäße.

Geruch und Farbe

Normalerweise ist frischer Urin geruchlos oder nur von
schwachem Geruch. Ein obstähnlicher Geruch entsteht
durch Ketonkörperausscheidung bei Diabetes mellitus;
ein sehr unangenehmer Geruch entsteht durch Bakterien
und Infekte. Normaler Urin ist klar und hat eine gelbe
Farbe, die durch bestimmte Harnstoffe wie Urochrom
und Urobilinogen zustande kommt. Farbveränderungen,
die bereits mit bloßem Auge erkennbar sind, können ein
Hinweis auf eine Erkrankung sein.

Streifen-Schnelltest

Die meisten Harnuntersuchungen werden mit Teststrei-
fen durchgeführt. Das sind Streifen, auf deren Testfel-
dern chemische Reagenzien angebracht sind, die mit
dem Urin reagieren und sich je nach Befund verfärben.

Der pH-Wert des Urins

Der pH-Wert des Urins liegt normalerweise in einem Bereich zwischen 4,5 und 8,5, er ist jedoch stark von der Ernährung abhängig. Fleischreiche Kost verschiebt den Urin in den sauren Bereich, pflanzliche Kost in den basischen Bereich. Bei Nieren- und Stoffwechselerkrankungen können pH-Veränderungen auftreten, ebenso bei Harnwegsinfektionen.

Der pH-Wert ist die Maßzahl für die Säurestärke. Die Skala reicht von 0 bis 14.
Normalwerte: 4,5 bis 8,5
pH-Werte unter 7 = sauer
pH-Wert 7 = neutral
pH-Werte über 7 = alkalisch

Teststäbchen für zu Hause geben Sicherheit.

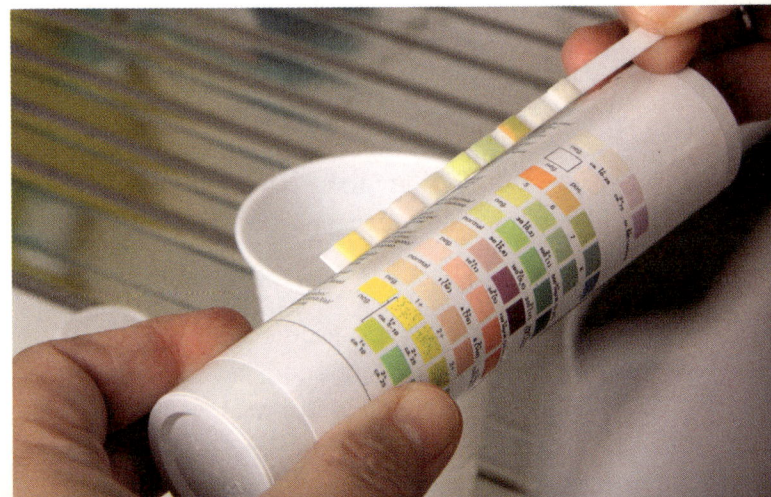

Leukozyten

Normalwert: negativ (nicht vorhanden)

Normalerweise dürfen Leukozyten, die weißen Blutkörperchen, im Urin nicht vorhanden sein. Ihr Nachweis
deutet auf eine Entzündung im Bereich von Blase oder
Nieren hin. Oft sind zwar weiße Blutkörperchen im Urin
nachweisbar, die Betroffenen sind jedoch beschwerdefrei.

Nitrittest

Normalwert: negativ (= nicht vorhanden)

Nitrit entsteht, wenn Nitrat, das im Harn vorkommt, von
Bakterien in Nitrit umgewandelt wird. Dieser Test dient
als indirekter Nachweis dafür; erhöhte Nitritwerte sind
bei den meisten bakteriellen Blasen- und Niereninfekten
nachweisbar.

Eiweiß (Proteine)

Normalwert: negativ (= nicht vorhanden)

Werden vermehrt Eiweiße ausgeschieden, können eine
Nierenerkrankung, Herzschwäche oder ein Infekt der
Harnwege vorliegen. Erhöhte Werte finden sich allerdings auch während der Schwangerschaft und nach
großer körperlicher Anstrengung.

Zucker (Glukose)

Normalwert: negativ (= nicht vorhanden)

Steigt die Blutzuckerkonzentration über 160 bis 180
Milligramm pro Deziliter (sogenannte Nierenschwelle),

wird der Überschuss an Zucker über die Nieren ausgeschieden und ist damit im Urin messbar. Der Nachweis von Glukose im Harn allein ist aber noch kein Beweis für die Zuckerkrankheit.

Bilirubin
Normalwert: negativ (= nicht vorhanden)
Erscheint Bilirubin (s. Seite 97 f.) im Urin, so weist dies auf einen Verschluss der Gallenwege oder eine Entzündung hin; es könnte aber auch eine Leberentzündung (Hepatitis) vorliegen.

Urobilinogen
Normalwert: negativ (= nicht vorhanden)
Urobilinogen ist ein Abbauprodukt des Bilirubins. Erhöhte Werte im Harn treten bei Erkrankungen der Leber und beim gesteigerten Abbau von roten Blutkörperchen auf.

Ketonkörper (Azeton)
Normalwert: negativ (= nicht vorhanden)
Ketonkörper sind Abbauprodukte aus dem Fettstoffwechsel, die normalerweise nicht im Urin auftauchen. Bei Insulinmangel und der daraus resultierenden ungenügenden Verwertung des Blutzuckers versucht der Körper, als Ausgleich seinen Energiebedarf durch einen gesteigerten Fettabbau zu decken. Ein Nachweis der Ketonkörper ist damit ein wichtiger Hinweis auf eine Stoffwechselentgleisung.

Blut im Urin

Normalwert: negativ (= nicht vorhanden)

Der Nachweis von Blut im Harn deutet auf Erkrankungen der Nieren, Blasenentzündungen, Nierensteine, Tumorerkrankungen und Infektionskrankheiten hin. Bei Frauen ist immer an eine – harmlose – Verfärbung durch die Menstruation zu denken.

Harnuntersuchung auf Bakterien

Bei Verdacht auf eine Infektion der Nieren oder der Blase wird eine Urinkultur (»Urikult«) auf einem speziellen Nährboden bei 37 °C angelegt, auf dem alle Keime, besonders die Erreger der Harnwegsinfekte, wachsen. Mit diesem Verfahren kann die genaue Keimzahl bestimmt, die Wirksamkeit von Antibiotika getestet werden. Die Urinkultur bietet den Vorteil einer gezielten Auswahl des passenden Antibiotikums.

Spezialtest bei Diabetes

Die Untersuchung eines bestimmten Eiweißtyps (Albumin) im Urin (Normalwert: < 20 mg/l bzw. 30 mg/24 h) liefert wertvolle Hinweise zur Früherkennung von Nierenerkrankungen im Rahmen der Zuckerkrankheit.

Erkrankungen von Magen, Bauchspeicheldrüse und Darm

Labortests von Blut und Stuhl sind bei einem Verdacht auf Magen-Darm-Erkrankungen oft nur Teil einer Gesamtuntersuchung. Damit sich der Arzt ein vollständiges Urteil bilden kann, müssen noch andere Verfahren herangezogen werden, wie z. B. Atemtests.

Eine besondere Bedeutung für die Diagnostik besitzt die Endoskopie, die Spiegelung von Magen und Darm. Dabei können zudem gleichzeitig Magensaft und Gewebeproben für Laboranalysen entnommen werden.

Magen

Entzündungen der Magenschleimhaut (Gastritis) und Magen-Darm-Geschwüre treten sehr häufig auf. Während man früher eine erhöhte Säureproduktion dafür verantwortlich machte, weiß man heute, dass Bakterien die eigentliche Ursache sind.

Es handelt sich dabei um eine Infektion mit dem Erreger Helicobacter pylori, der im Magensaft vorkommt und damit im Labor nachweisbar ist. Einfacher und unkomplizierter ist die Diagnose mithilfe eines speziellen Atemtests (13C-Harnstoff-Atemtest), denn in der Luft, die ausgeatmet wird, lassen sich die Bakterien bzw. deren Abbauprodukte nachweisen. Auch ein Nachweis im Stuhl oder im Blut mit einer Bestimmung der Antikörper ist möglich.

Der Laborwert Gastrin (Normal: < 104 ng/l) wird bei Magen-und Zwölffingerdarmgeschwüren und länger bestehender unklarer Gastritis bestimmt. Gastrin regt die Sekretion von Salzsäure in den Magen an.

Bauchspeicheldrüse

Die Bauchspeicheldrüse (Pankreas) liegt zum großen Teil hinter dem Magen. Sie ist die bedeutendste Verdauungsdrüse des Körpers und produziert gleichzeitig das Hormon Insulin, das für den Zuckerstoffwechsel und die Verarbeitung von Glukose benötigt wird.
Die wichtigsten Enzyme der Bauchspeicheldrüse sind:

- Alpha-Amylase (α-Amylase): für die Kohlenhydratverdauung. Amylase wird im Mund von den Speicheldrüsen und von der Bauchspeicheldrüse produziert. Im Labor unterscheidet man deshalb zwischen Gesamt-Amylase und Pankreas-Amylase.
- Lipase: für die Fettverdauung
- Trypsin und Chymotrypsin: für die Eiweißverdauung

Basislaborprogramm Bauchspeicheldrüse
Normalwert:
Lipase < 60 U/l
Gesamt-Amylase < 100 U/l
Pankreas-Amylase < 53 U/l
Bei Verdacht auf eine Erkrankung der Bauchspeicheldrüse werden sowohl die Enzyme Lipase und Alpha-Amylase

im Blut bestimmt, als auch die Insulinproduktion überprüft. Das Enzym Chymotrypsin dagegen wird im Stuhl
untersucht. Ebenfalls im Stuhl wird das eiweißspaltende
Verdauungsenzym Pankreaselastase bestimmt, wenn
der Arzt eine Funktionsschwäche der Bauchspeicheldrüse vermutet.

Entzündung der Bauchspeicheldrüse
Bei einer Entzündung der Bauchspeicheldrüse (Pan-
kreatitis) sind die Lipase- und Alpha-Amylase-Werte
stark erhöht; nicht selten ist auch ein Blutzuckeranstieg
messbar. Ursachen für eine Entzündung der Bauchspeicheldrüse sind Gallenwegserkrankungen, Alkoholmissbrauch, Tumoren oder Virusinfektionen.
Ergänzende Stuhluntersuchungen, wie die Fettbestim-
mung im Stuhl und die Bestimmung von Chymotrypsin
(Normalwert 6 U/g Stuhl) und Pankreaselastase (Normalwert 175–2 500 µg/g Stuhl), geben Hinweise darauf,
ob ein Enzymmangel der Bauchspeicheldrüse vorliegt.
Bei Verdacht auf Magen-Darm-Erkrankungen spielt die
Stuhldiagnostik stets eine wichtige Rolle.

Was Bauchspeicheldrüse und Galle verbindet
Galle und Bauchspeicheldrüse (Pankreas) haben einen
gemeinsamen Ausgang zum Darm, durch den sie Gal-
lenflüssigkeit und Verdauungssäfte abgeben. Bei einer
Erkrankung bzw. einem Verschluss der Gallenwege, z. B.
durch Steine, sind beide Wege versperrt.

Dies bleibt für die Bauchspeicheldrüse nicht folgenlos, da jetzt auch ihr Abfluss gestört ist. Stauungen und Entzündungen sind die Folgen. Umgekehrt können auch Pankreaserkrankungen zu Störungen der Gallenfunktion führen.

Nahrungsmittelunverträglichkeiten

Bauchkrämpfe, Durchfall und Blähungen – Millionen Menschen plagen sich mit unklaren Verdauungsbeschwerden. Oft ist es nur einem Zufall zu verdanken, dass die Ursache gefunden wird. Dahinter können sich ein Enzymmangel oder Nahrungsmittelunverträglichkeiten verbergen, die im Labor nachweisbar sind.

Laktose-Intoleranz

Bei einer Laktose-Intoleranz besteht ein Mangel an Laktase im Darm. Das Enzym spaltet im Dünndarm Laktose (Milchzucker) in Glukose und Galaktose. Das sind Einfachzucker, die vom Darm leicht aufgenommen werden können. Unterbleibt diese Spaltung, kann Laktose den Darm nicht verlassen. Das führt zu einer starken Wasserbindung, was Durchfälle, Gärung, Sodbrennen, Blähungen und Winde hervorrufen kann. Meiden die Betroffenen Milch und Milchprodukte, gehen die Beschwerden meist wieder zurück. Zudem gibt es viele laktosefreie Produkte im Angebot sowie Laktase als Tabletten oder Pulver zu kaufen, um es Milchprodukten zuzugeben. Im Labor wird ein Laktose-H_2-Atemtest durchgeführt, er ist sehr spezifisch. Der Patient trinkt eine Lösung mit 50 Gramm Milchzucker. Wird die Laktose im Dünndarm nicht verdaut, setzen Bakterien im Dickdarm Wasserstoff (H2) frei, der aus dem Darm über das Blut in die Lunge gelangt. Ein spezielles Messgerät stellt den Wasserstoffgehalt der Atemluft fest. Auswertung: Je mehr Wasserstoff ausgeatmet wird, desto größer ist der Laktasemangel. Normalwert: < 20 ppm (parts per million) über 120 Minuten.

Beim Laktose-Toleranztest trinkt der Patient nüchtern ebenfalls 50 Gramm in Wasser gelöste Laktose. Anschließend wird über zwei Stunden alle 30 Minuten der Glukosewert im Venenblut bestimmt. Wenn der Blutzucker (Glukose) nur wenig oder gar nicht ansteigt, ist dies ein Indiz für den Laktasemangel. Normalwert: Blutzuckeranstieg > 20 mg/dl (1,11 mmol/l).

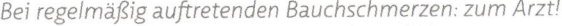

Bei regelmäßig auftretenden Bauchschmerzen: zum Arzt!

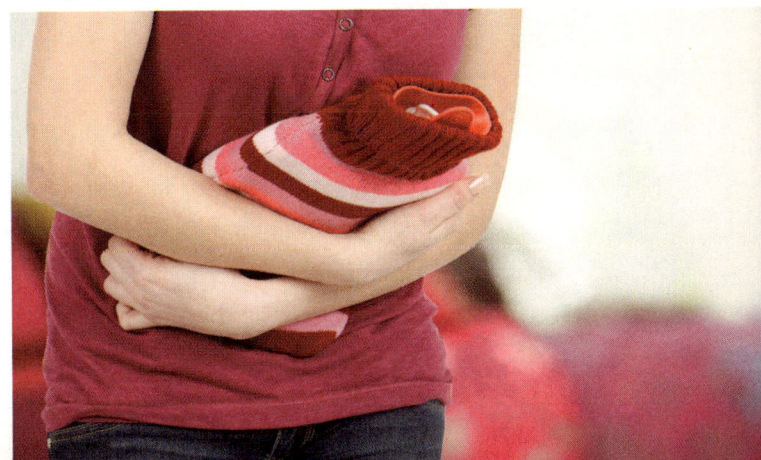

Fruktose-Intoleranz

Fruktose (Fruchtzucker) wird normalerweise von der Dünndarmschleimhaut komplett aufgenommen und in die Blutbahn abgegeben. Bei einer Störung des Transportsystems vom Darm in das Blut wandert Fruktose in den Dickdarm und wird dort von Bakterien abgebaut, wobei Wasserstoff (H2) und andere Stoffwechselprodukte entstehen. Diese rufen Blähungen, Krämpfe oder Durchfälle hervor. Auch bei Kindern, die regelmäßig über Bauchschmerzen klagen, muss an eine Fruktoseintoleranz gedacht werden.

Der Labornachweis erfolgt über den Fruktose-H2-Atemtest: Nach Gabe von 30 Gramm Fruchtzucker wird die H2-Konzentration in der Ausatemluft gemessen. Ein Anstieg der Wasserstoff-Konzentration um mehr als 20 ppm spricht für eine Unverträglichkeit. Bei angeborener Fruktose-Intoleranz darf dieser Test nicht durchgeführt werden.

Nachweis der Glutenunverträglichkeit (Zöliakie)

Bei Zöliakie handelt es sich um eine Unverträglichkeit gegenüber den Klebereiweißen Gluten und Gliadin, die vor allem in den Getreidesorten Weizen, Gerste, Hafer, Roggen und Dinkel vorkommen. Das Immunsystem richtet sich gegen dieses fremde Eiweiß. Im Verlauf dieser »Abwehr« entwickelt sich eine Entzündung der

Darmwand mit einer Schädigung der Dünndarmzotten, die allmählich verkümmern. Dadurch wird die Aufnahme von wichtigen Nährstoffen erschwert. Typische Symptome sind Blähungen, Gewichtsverlust, Durchfälle sowie Wachstumsstörungen. Im Routinelabor kann Eisenmangel oder eine Eisenmangelanämie der einzige Hinweis sein. Die Diagnose wird durch den Nachweis von Antikörpern im Blut gesichert.

Laborbasisprogramm bei Verdacht auf Zöliakie:
Tests auf Antikörper

- Antikörper gegen Transglutaminase (tTG), Normalwert (IgA): < 20 U/l
- IgA-Autoantikörper gegen Gliadin, Normalwert: negativ (= nicht nachweisbar)
- Anstelle von tTG werden vielfach auch Endomysin-Antikörper (EMA) bestimmt. Normalwert: negativ (= nicht nachweisbar)

Achtung: Die genannten Normalwerte können von Labor zu Labor sehr stark variieren und sind abhängig vom Testverfahren.

Diese Laborwerte sind bei den meisten Zöliakie-Patienten erhöht, die Höhe des Wertes korreliert dabei mit dem Ausmaß der Zottenschädigung. Weiterführende Untersuchung: Biopsie (Gewebeprobe).
Unter glutenfreier Ernährung (z. B. mit Mais, Soja und Hirse) normalisieren sich die Werte in der Regel.

Laboruntersuchungen der Stuhlprobe

Eine Untersuchung des Stuhls kann wichtige Hinweise auf eine Vielzahl von Magen-Darm-Erkrankungen liefern. Auch unverdaute Nahrungsbestandteile, Schleim oder starke Geruchs- und Farbveränderungen weisen auf eine Störung im Verdauungsbereich hin.

Farbveränderungen

Die normale Farbe des Stuhls ist braun, bedingt durch den Gallenfarbstoff Bilirubin. Nicht jede Farbveränderung muss ein Alarmzeichen sein, sie kann auch durch bestimmte Nahrungsmittel bedingt sein. Eine Farbveränderung kann Hinweise geben:

- **Helles aufgespritzes Blut:** Verdacht auf Hämorrhoiden bzw. eine Blutung im Enddarm
- **Blutrot:** Verdacht auf eine Blutung im Dickdarm
- **Schwarz:** Verdacht auf eine Blutung aus dem Magen oder oberen Darmbereich; auch Eisen- und Kohletabletten führen zu einer Schwarzfärbung.
- **Hell und lehmig:** Verdacht auf eine Störung der Fettverdauung oder eine Behinderung des Gallenabflusses
- **Grau und salbenartig:** Verdacht auf eine Erkrankung der Bauchspeicheldrüse

Verborgenes Blut im Stuhl

Okkultes (verstecktes) Blut im Stuhl ist Blut, das mit bloßem Auge nicht sichtbar ist. Es kann mithilfe von Testbriefchen entdeckt werden. Blut im Stuhl ist immer ein

Alarmzeichen, auch wenn nicht immer ernste Ursachen dahinterstecken. Es können auch Hämorrhoiden, gutartige Polypen im Darm oder Zahnfleischbluten sein.

Wie wird der Test durchgeführt?

Dafür gibt es spezielle Testbriefchen (drei Stück), auf die an drei aufeinander folgenden Tagen mit einem Spatel kleine Stuhlproben von zwei verschiedenen Stellen aufgetragen werden (eine Anweisung liegt den Briefchen bei). Im Labor werden die Proben mit einer speziellen Reagenzflüssigkeit beträufelt und analysiert. Wird Blut im Stuhl nachgewiesen, veranlasst der Arzt weitere Untersuchungen. Beachten Sie, dass direktes Sonnenlicht und hohe Temperaturen den Test beeinflussen können. Bewahren Sie die Briefchen am besten im Kühlschrank auf. Einige Tage vor und während des Tests sollten Sie auf rohes Fleisch, Rohwurst, Vitamin-C- und Eisenpräparate sowie Fruchtsäfte verzichten.

Untersuchung der Stuhlflora

In der natürlichen Darmflora finden sich unter anderem Escherichia-coli-Bakterien und Laktobazillen; auch Hefe- und Schimmelpilze (Candida) im Darm sind normal, wenn sie in geringen Mengen vorhanden sind. Weitere Stuhluntersuchungen sind möglich auf Parasiten, Salmonellen, Verdauungsrückstände, Gallensäuren, Abwehrzellen und Verdauungsenzyme.

Nachweis von Entzündungen

Um einer Entzündung im Körper auf die Spur zu kommen, ist im Labor die Bestimmung von CRP (C-reaktives Protein) und Leukozyten der erste Schritt. Auch die Blutsenkung (BSG, s. Seite 27 f.) und die Eiweiß-Elektrophorese können Erkenntnisse liefern.

Erhöhte Werte weisen nur allgemein auf eine Entzündung hin, liefern jedoch keine Aussagen über den Ort der Entzündung.

C-reaktives Protein (CRP)
Normalwert: < 5 mg/l (0,5 mg/dl)

Zum Nachweis einer akuten Entzündung, die nicht lokal begrenzt ist, bestimmt der Arzt das C-reaktive Protein (CRP). Es gilt heutzutage als der wichtigste Entzündungswert, da es am schnellsten ansteigt. Bei akuten bakteriellen Infektionen, rheumatischen Erkrankungen sowie bei Tumoren sind die Werte dieses Proteins erhöht, ebenso bei akutem Herzinfarkt. Da der Wert schnell auf Veränderungen reagiert, ist er ideal zur Überwachung und Verlaufskontrolle der Erkrankung.

CRP steigt etwa zehn Stunden nach Ausbruch einer Entzündung an; bei schweren Erkrankungen ist ein Anstieg bis auf das Zehn- bis Hundertfache möglich.

Bei Virusinfektionen steigt der Wert kaum an. Der CRP-Wert hilft deshalb auch bei der Entscheidung, ob Antibiotika eingesetzt werden (nur bei bakteriellen

Infektionen sinnvoll). Bei vielen Autoimmunerkrankungen bleibt der CRP-Wert ebenfalls unauffällig.

Bluteiweiße und Eiweiß-Elektrophorese

Akute und chronische Entzündungen verändern die Zusammensetzung der Bluteiweiße (Normalwert: 6,6 bis 8,3 g/dl). Diese wird mit einer Eiweiß-Elektrophorese ermittelt. Die Bluteiweiße setzen sich aus verschiedenen Aminosäuren zusammen und können mithilfe der Elektrophorese in fünf Gruppen getrennt und aufgeschlüsselt werden. Bei der Elektrophorese werden die unterschiedlichen Wanderungsgeschwindigkeiten der Eiweiße in einem elektrischen Feld sichtbar gemacht. Bei akuten und chronischen Entzündungen verändern sich Menge und Form der Eiweißgruppen. Veränderte Werte finden sich auch bei Leber- und Nierenerkrankungen, Mangel an Immunglobulinen und Tumoren.

INFO

NORMALWERTE	
Albumin	60–68 %
Globuline	Alpha-1-Globulin: 2–4 % Alpha-2-Globulin: 4–8 % Beta-Globulin: 7–11 % Gamma-Globulin: 12–18 %

Nachweis von Rheumaerkrankungen/ Autoimmunerkrankungen

Der Begriff »Rheuma« kommt aus dem Griechischen und bezeichnet den fließenden, ziehenden Schmerz, der typisch für viele rheumatische Erkrankungen ist. Heute wird »Rheuma« als unspezifischer Sammelbegriff für alle möglichen Schmerzzustände der Gelenke benutzt, deren Ursachen und Beschwerden oft wenig Übereinstimmung aufweisen.

Allgemein wird zwischen degenerativen Gelenkbe- schwerden, die aufgrund von Abnutzungserscheinungen entstehen, und entzündlichen Gelenkerkrankungen unterschieden. Die Ursachen rheumatischer Erkrankun- gen reichen von Stoffwechselstörungen über Infekte bis hin zu Autoimmunerkrankungen. Häufigste rheumati- sche Erkrankung ist die rheumatoide Arthritis, die alle Gelenke befallen kann. Bei dieser Autoimmunerkrankung werden durch eine Fehlsteuerung die körpereigenen Gelenke als fremd registriert und bekämpft.

Laboruntersuchungen zur Erkennung von Rheuma sind:
- Blutbild
- Entzündungswerte: C-reaktives Protein (CRP), Blutsen- kung und ggf. Eiweiß-Elektrophorese. Diese Labor- werte sind wichtige Unterscheidungshilfen, ob eine entzündliche oder degenerative Erkrankung vorliegt.
- Rheumafaktoren
- HLA-Antigene

- ANA (Antinukleäre Antikörper)
- Antistreptolysin-Titer – bei Verdacht auf rheumatisches Fieber
- Urinuntersuchungen
- Harnsäure – bei Verdacht auf Gicht
- Laboruntersuchung der Gelenkflüssigkeit – bei Verdacht auf bakterielle Erreger

Autoimmunerkrankungen – Nachweis von Antikörpern
Der Nachweis bestimmter Antikörper kann auf eine Autoimmunerkrankung hinweisen. Diese Untersuchungen sind eine wichtige Diagnosemethode bei rheumatischen Erkrankungen, sind allerdings im Anfangsstadium oft noch unauffällig.

Ermittlung der Rheumafaktoren (RF)
Normalwert: negativ (= nicht vorhanden) oder < 30 IU/ml
Rheumafaktoren (RF) sind Auto-Antikörper gegen körpereigene IgG-Moleküle. Bei 70 bis 80 Prozent der Patienten mit rheumatoider Arthritis lassen sie sich nachweisen, allerdings auch bei fünf Prozent der Gesunden, sowie bei anderen Autoimmunerkrankungen, chronischen Lebererkrankungen, Hepatitis B und nach Impfungen. Mit zunehmendem Alter steigen die Werte auch bei Gesunden noch an und verlieren dadurch an Aussagekraft. Auch wenn sich im Labor keine Rheumafaktoren zeigen, schließt das eine rheumatoide Erkrankung nicht aus!

HLA-Antigene

Normalwert: negativ (= nicht vorhanden)

HLA ist eine Gewebeeigenschaft, die vererbt wird. In der Rheumadiagnostik spielt das HLA-B27-Antigen bei der Bechterewschen Krankheit, die hauptsächlich die Wirbelsäule befällt, eine wichtige Rolle. Man hat bei mehr als 90 Prozent der Bechterew-Patienten das Antigen nachgewiesen. Auch bei etwa acht Prozent der Gesunden ist der Wert positiv.

ANA-Test

Normalwert: negativ (= nicht vorhanden)

Auch bei ANA (Antinukleäre Antikörper) handelt es sich um einen Test, der Auto-Antikörper nachweist. Diese Antikörper richten sich gegen Teile der körpereigenen Zellkerne. ANA sind bei bestimmten Autoimmunerkrankungen nachweisbar. Bei rheumatoider Arthritis fällt der Test in etwa 35 Prozent aller Fälle positiv aus. ANA kann aber auch bei nicht rheumatischen Erkrankungen wie Leberzirrhose auftreten.

Antistreptolysin-O-Titer (ASL-Titer)

Normalwert: < 200 IU/ml

Der Antistreptolysin-Titer dient dem Nachweis einer früheren oder noch bestehenden Infektion mit Streptokokken. Diese Bakterien rufen eitrige Entzündungen hervor, z. B. können sie Ursache einer Mandelentzündung sein. Werden diese Infektionen nicht richtig auskuriert, können schwere Zweiterkrankungen mit rheumatischen Beschwerden die Folge sein. Dazu gehört auch das rheumatische Fieber. In diesem Fall ist der ASL-Titer im Blut auffällig erhöht.

Nachweis von Allergien im Labor

Allergien sind »überschießende« Reaktionen des Immunsystems auf körperfremde Substanzen wie Pollen, Tierhaare oder Medikamente. Sie können sich mit unterschiedlichen Beschwerden bemerkbar machen. Dazu gehören insbesondere Heuschnupfen, Atemnot, Asthma oder Hautausschläge. Allergietests können sowohl auf der Haut als auch bei einer Blutuntersuchung vorgenommen werden. Die Allergensuche kann sehr schwierig sein, da wir täglich mit unzähligen Stoffen aus Luft und Nahrungsmitteln in Kontakt kommen. Manchmal kann es Monate dauern, bis im Eigenversuch alle möglichen Auslöser ausgetestet sind.

INFO

WICHTIGE LABORUNTERSUCHUNGEN

- Blutbild
- Eosinophile Leukozyten
- Blutsenkung (BSG)
- Spezialtests: Gesamt-IgE und RAST

Untersuchungen auf der Haut/Schleimhaut

▸ **Prick-Test (Hautstichtest):** Dabei wird der verdächtige Stoff oberflächlich in die Haut, meist an der Innenseite des Unterarms, eingebracht und anschließend die Reaktion darauf abgewartet. Rötungen oder Schwellungen deuten auf eine Unverträglichkeit hin.

▸ **Epikutantest und Intrakutantest:** Beim Epikutantest werden Pflaster mit Testsubstanzen auf dem Rücken angebracht. Dieser Test dient dem Nachweis von allergischen Hauterkrankungen, z. B. Kontaktekzem. Beim Intrakutantest werden Testsubstanzen in die obere Hautschicht injiziert.

Bei Verdacht auf ein bestimmtes Allergen kann der Facharzt dieses auch in sehr geringer Konzentration inhalieren lassen oder auf die Schleimhäute sprühen (Provokationstest).

Der Arzt trägt allergene Stoffe auf die Haut auf.

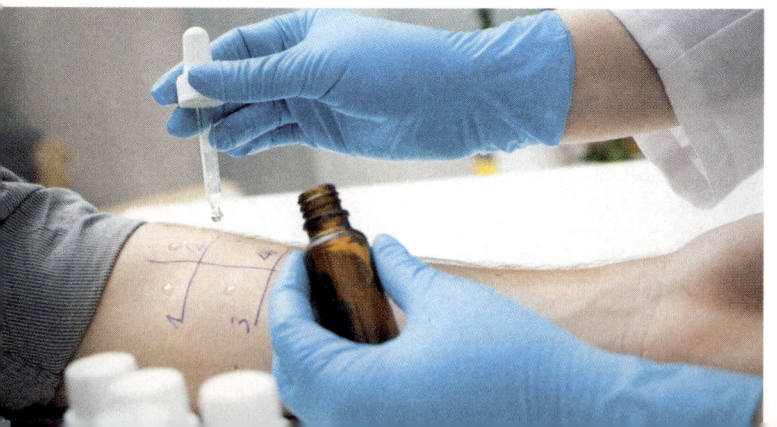

Im Blut

Im Labor lassen sich bereits geringe Mengen von Antikörpern, die Allergien hervorrufen, genau bestimmen. Kennzeichen einer allergischen Reaktion im Blut ist die Bildung von Immunglobulinen, besonders Immunglobulin-E (IgE). Achtung: Ein normaler IgE-Wert schließt eine Allergie nicht aus.

Gesamt-IgE

Mit diesem Test wird die Gesamtkonzentration von Immunglobulin E im Blut gemessen, d. h. die Menge der Antikörper, die für eine Allergie mitverantwortlich sind. Je höher die Werte, desto schwerer ist die Allergie.

≤ 25 U/ml Allergie unwahrscheinlich
26–100 U/ml Grauzone
> 100 U/ml Allergie sehr wahrscheinlich

Allergenspezifisches IgE (RAST-Test)

Wenn der Gesamt-IgE-Test positiv ausgefallen ist, d. h. eine hohe IgE-Konzentration im Blut vorliegt, wird der spezifische RAST-Test durchgeführt. Er dient der Feststellung einzelner und individuell zusammengestellter Allergene, z. B. Nahrungsmittel, Hausstaub, Gräser oder Getreide. RAST bedeutet Radio-Allergo-Sorbens-Test. Gemessen wird dabei die IgE-Menge gegen bestimmte Allergene in Schweregraden von 0 bis 4. Diese Allergiediagnostik wird bei Kleinkindern und Säuglingen häufig eingesetzt, weil Hauttests zu sehr belasten würden.

Erkennen von Tumorerkrankungen

Als Geschwulste (Tumoren) bezeichnet man das übermäßige Wuchern von körpereigenem Gewebe. Gutartige
Tumoren sind gegen das Nachbargewebe klar abgegrenzt
und wachsen eher langsam, bösartige Tumoren (Krebs-
geschwulste) wachsen dagegen schnell, sind aggressiv
und zerstören das gesunde Gewebe. Ein besonderes
Merkmal von Krebs ist die Bildung weiterer Geschwulste
an anderen Stellen im Körper, sogenannte Tochterge-
schwulste oder Metastasen.

Tumormarker

Tumormarker sind Substanzen (Hormone, Eiweiße,
Enzyme oder Antigene) im Blut oder Urin, die bei
gesunden Menschen nicht oder nur in geringen Mengen
vorhanden sind. Sie werden direkt von den Tumorzellen
oder von Körperzellen gebildet, die durch den Tumor
beeinflusst sind.

- **AFP (Alpha-Fetoprotein):** tritt vermehrt bei Leber-,
  Hoden- und Eierstocktumoren auf. Außerdem wird
  AFP in der Schwangerschaft ab der vierten Woche
  produziert und kann im Blut und im Fruchtwasser der
  Mutter nachgewiesen werden.
- **CEA (Carzinoembryonales Antigen):** vermehrt bei
  Tumoren im Darm, in der Bauchspeicheldrüse, Lunge
  und weiblichen Brust; erhöhte Werte werden auch
  bei Rauchern festgestellt.

- **HCG (Humanes Choriongonadotropin):** ist ein Hormon, das in der Schwangerschaft physiologisch von der Plazenta gebildet wird (Schwangerschaftstest). Erhöhte Werte außerhalb der Schwangerschaft treten bei Tumoren der Eierstöcke und Hoden auf.
- **PSA (Prostataspezifisches Antigen):** Der Tumormarker PSA ist bei Verdacht auf Prostataerkrankungen der wichtigste Laborwert. PSA ist ein Eiweiß und wird ausschließlich in der Prostata gebildet. Bei Entzündungen oder Tumoren wird es vermehrt ins Blut freigesetzt.
- **NSE (Neuronenspezifische Enolase):** erhöhte Werte bei Bronchialtumoren, Gehirntumoren
- **SCC (engl. Squamous Cell Carcinoma, Plattenepithelkarzinom-Antigen):** erhöhte Werte bei Tumoren der Gebärmutter, der Speiseröhre, der Lunge und im Hals-Nasen-Ohren-Bereich. Bei Patienten mit Nieren- und Lebererkrankungen sind gegebenenfalls auch erhöhte SCC-Werte möglich.
- **Thyreoglobulin (Tg):** tritt vermehrt bei Tumoren der Schilddrüse auf. Falsch positive Werte treten auch bei Struma (Kropf) auf.
- **CA 19–9:** erhöhte Werte bei Tumoren von Bauchspeicheldrüse, Gallenwegen, Magen oder Darm, auch bei Entzündungen der Bauchspeicheldrüse und der Gallenblase.
- **CA 15–3:** erhöhte Werte bei Tumoren in der weiblichen Brust und in den Eierstöcken und bei Metastasen; auch bei Gesunden sind erhöhte Werte nachweisbar.

- **CA 125:** erhöhte Werte bei Eierstockkrebs. Dient zur Diagnostik, Therapie- und Verlaufskontrolle; normale Werte lassen nicht mit Sicherheit auf Tumorfreiheit schließen.
- **CA 549:** alternativer Tumormarker für CA15-3 bei Brustkrebs
- **CA 72-4:** erhöhte Werte bei Magenkrebs und Eierstockkrebs. Aber auch nicht krebsbedingt erhöht bei Leberzirrhose, Bauchspeicheldrüsenentzündung, rheumatischen Erkrankungen
- **CYFRA 21-1:** erhöhte Werte bei Lungenkrebs sowie Blasenkrebs, aber auch bei gutartigen Erkrankungen der Lunge und des Verdauungstraktes.

Bedeutung und Grenzen der Tumormarker

Tumormarker gehören nicht zu den Routineuntersuchungen, sondern sind in Einzelfällen für Patienten mit bestimmten Risiken vorgesehen. Vor allem nach Tumoroperationen sind die Marker für den Arzt eine Hilfe, um festzustellen, wie der Körper auf Operation und Nachbehandlung reagiert.

- Besonderen Stellenwert haben die Tumormarker im Rahmen der Therapie- und Verlaufskontrolle bösartiger Erkrankungen, z. B. nach Operationen oder zur Erkennung von Rezidiven (Rückfällen); als Suchtest zur Diagnose sind sie meist ungeeignet.
- Nicht für alle Tumoren ist bislang ein Tumormarker identifiziert oder bekannt.

- Von Ausnahmen abgesehen, können Tumormarker nicht ausschließlich einem Organ zugeordnet werden.
- Auch bei vielen gutartigen Erkrankungen können die Tumormarker leicht bis mäßig erhöht sein, z. B. bei Leberzirrhose, chronischen Darmentzündungen oder sogar bei starkem Rauchen.
- Auch wenn kein Tumormarker nachweisbar ist, lässt sich eine Krebserkrankung nicht sicher ausschließen.

INFO

TUMORMARKER: NORMALWERTE

Tumormarker	Referenzbereiche	
AFP	< 8 IU/ml	
CEA	Nichtraucher: < 5 µg/l	Raucher: < 10 µg/l
HCG	< 5 IU/l	Frauen nach der Menopause: < 10 U/l
PSA	< 4 µg/l	
NSE	< 12,5 µg/l	
SCC	< 3 µg/l	
Tg	< 35 µg/l	
CA 19-9	≤ 37 U/ml	
CA 15-3	< 25 U/ml	
CA 125	< 35 U/ml	
CA 549	< 12 kU/l	
CA 72-4	≤ 6 U/ml	
CYFRA 21-1	< 3,3 µg/l	

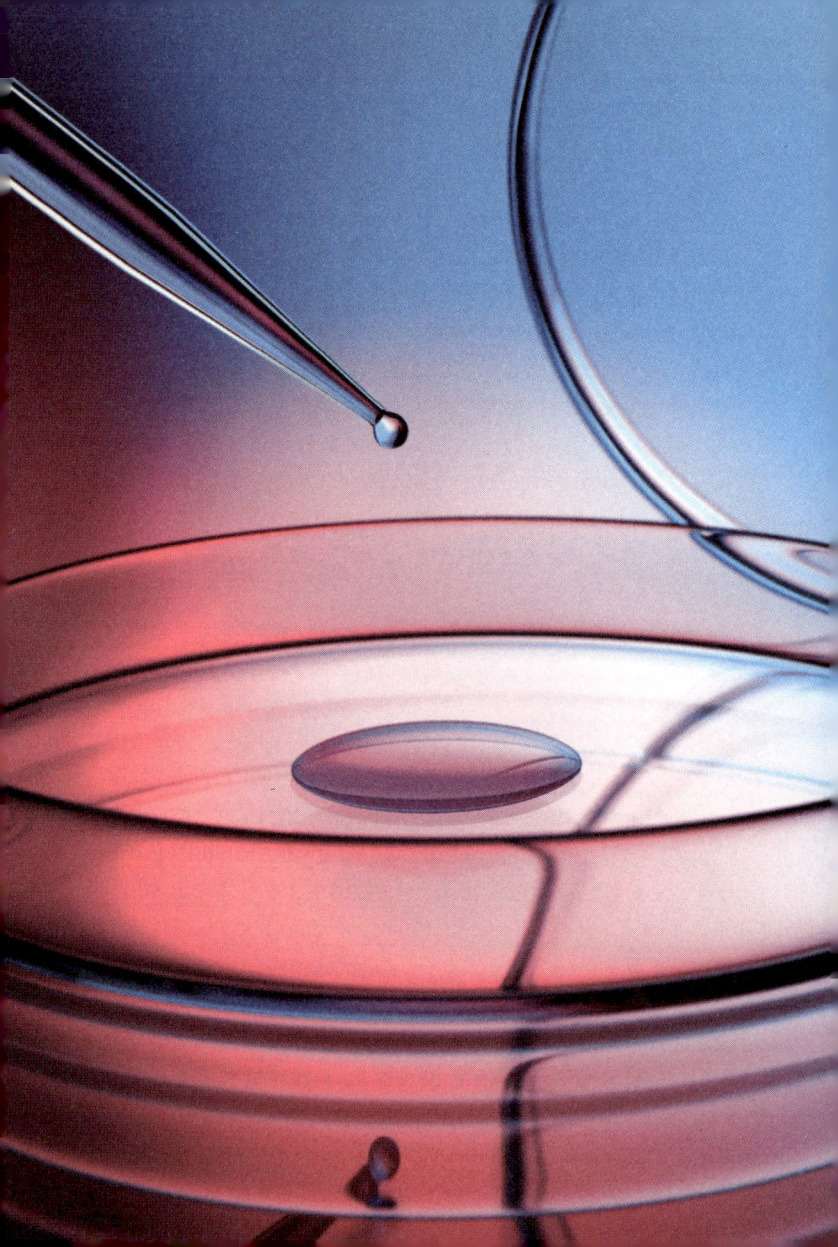

Das Wichtigste auf einen Blick

Dieses Kapitel zeigt Ihnen in aller Kürze, welche Normalwerte gelten und welche Laboruntersuchungen wann gemacht werden.

Extra: die wichtigsten Laborwerte

Alkalische Phosphatase (Gesamt-AP)
Normalwert:
Männer   40–130 U/l
Frauen   35–105 U/l
Aufgabe: Enzym für Knochen, Leber und Gallenwege
Erhöhung: Abflussstörung der Galle, Knochenabbau,
                     Hepatitis

Amylase (Gesamt-Amylase)
Normalwert: < 100 U/l
Normalwert: Pankreas-Amylase < 53 U/l
Aufgabe: Enzym der Bauchspeicheldrüse
Erhöhung: Entzündung der Bauchspeicheldrüse,
                     akute Erkrankungen der Bauchorgane

Bilirubin
Normalwert Gesamt-B.: < 1,1 mg/dl (< 18,8 μmol/l)
Normalwert direktes B.: < 0,3 mg/dl (< 5,1 μmol/l)
Aufgabe: entsteht beim Abbau der roten Blutkörperchen
Erhöhung: Lebererkrankungen, Verschluss der
                     Gallenwege, Anämie

Blutkörperchensenkungsgeschwindigkeit
(BKS, BSG)
Normalwerte 1. Stunde:

	Frauen	Männer
< 50 Jahre	< 20 mm	< 15 mm
> 50 Jahre	< 30 mm	< 20 mm

Aussage: Senkungsgeschwindigkeit der Blutkörperchen
Erhöhung: Entzündungen, Rheuma und Tumor-
erkrankungen
Erniedrigung: Vermehrung der roten Blutkörperchen,
Allergien

Chlorid
Normalwert: 96–110 mmol/l
Aufgabe: Regulierung des Wasserhaushaltes
Erhöhung: erhöhte Kochsalzzufuhr, Durchfall
Erniedrigung: Salzverluste, starkes Erbrechen,
Entwässerungstabletten

Cholesterin
Idealwert: < 200 mg/dl (< 5,2 mmol/l)
Aufgabe: zuständig für Fettstoffwechsel
Erhöhung: familiär bedingt, cholesterinreiche
Ernährung
Erniedrigung: Überfunktion der Schilddrüse,
Leberschäden

C-reaktives Protein (CRP)
Normalwert: < 5 mg/l (0,5 mg/dl)
Aussage: Entzündungswert
Erhöhung: bei fast allen Entzündungen erhöht,
           die nicht lokal begrenzt sind

Gesamteiweiß (Bluteiweiße)
Normalwert: 6,6–8,3 g/dl (66–83 g/l)
Aufgabe: Bluteiweiße, Transport- und
         Abwehrfunktion
Erhöhung: chronisch-entzündliche Erkrankungen
Erniedrigung: Mangelernährung, Nierenerkrankungen

Erythrozyten (rote Blutkörperchen)
Normalwerte:
Männer   4,5–5,9 Millionen/µl
Frauen   4,1–5,1 Millionen/µl
Aufgabe: Sauerstofftransport
Erhöhung: Flüssigkeitsmangel, Lungenerkrankungen
Erniedrigung: Eisenmangel, Blutverluste

Ferritin
Normalwert:
Männer   20–500 µg/l (2–50 µg/dl)
Frauen   15–250 µg/l (1,5–25 µg/l)

Aufgabe: Eisenvorrat
Erhöhung: bei erhöhtem Eisenwert
Erniedrigung: Eisenmangel

Glukose (Blutzucker)
Normalwert:
nüchtern 60–100 mg/dl (3,3–5,5 mmol/l)
Aufgabe: Energieversorgung des Körpers
Erhöhung: Diabetes mellitus
Erniedrigung: nach Anstrengung, zu hohe Dosierung von
Insulin oder Antibiotika, Alkohol

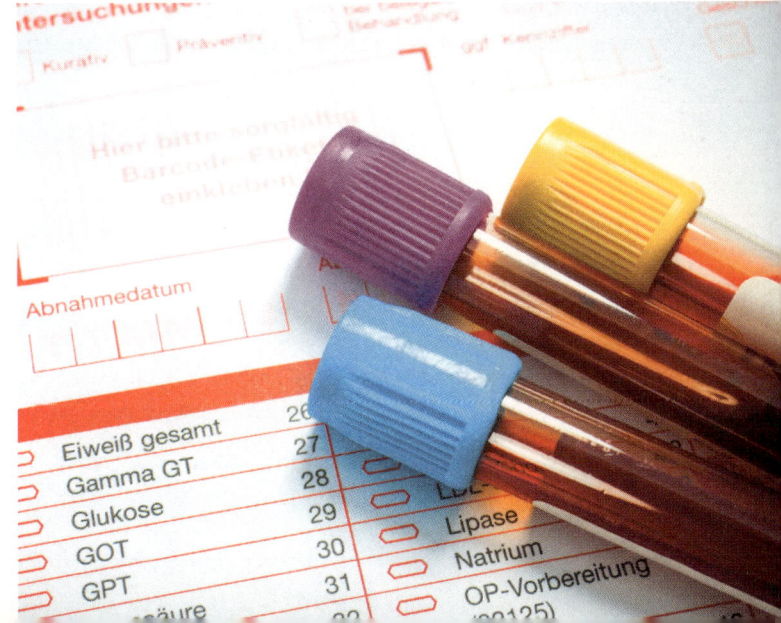

Gamma-GT

Normalwert:

Männer < 55 U/l

Frauen   < 38 U/l

Aufgabe: Eiweißstoffwechsel, wichtiger Leberwert

Erhöhung: Leberentzündungen, Alkoholmissbrauch

GOT

(Glutamat-Oxalazetat-Transaminase = AST)

Normalwerte:

Männer < 35 U/l

Frauen   < 31 U/l

Aufgabe: Leberenzym

Erhöhung: Hepatitis, Leberzirrhose, Gallenerkrankungen,
            Herzinfarkt

GPT

(Glutamat-Pyruvat-Transaminase = ALT)

Normalwerte:

Männer < 45 U/l

Frauen   < 35 U/l

Aufgabe: Leberenzym

Erhöhung: akute Leberentzündungen

Hämatokrit
Normalwerte:
Männer 36–48 %
Frauen 34–44 %
Aussage: Anteil der festen Bestandteile im Blut
Erhöhung: Vermehrung der roten Blutkörperchen,
Austrocknung
Erniedrigung: Blutarmut

Hämoglobin
Normalwerte:
Männer 13,6–18,0 g/dl (8,44–11,2 mmol/l)
Frauen 12,0–16,0 g/dl (7,45–9,9 mmol/l)
Aufgabe: Blutfarbstoff
Erhöhung: Flüssigkeitsmangel, Austrocknung
Erniedrigung: Blutarmut

Hämoglobin A1c
(HbA1c)
Normalwerte: 4–6 %
Aussage: Blutzuckerwerte der letzten ein bis
zwei Monate
Erhöhung: erhöhte Blutzuckerwerte, falsche
Ernährung

Harnsäure

Normalwerte:
Männer 3,5–7,0 mg/dl (208–416 µmol/l)
Frauen 2,5–6,0 mg/dl (149–357 µmol/l)
Aufgabe: Abbauprodukt des Purinstoffwechsels
Erhöhung: Gicht, Fasten, Nierenerkrankungen
Erniedrigung: Hungerzustände, harnsäuresenkende
Medikamente

Harnstoff

Normalwert: 10–50 mg/dl (2–8 mmol/l)
Aufgabe: Abbauprodukt des Eiweißstoffwechsels
Erhöhung: chronische Nierenschwäche, erhöhter
Eiweißabbau

HDL-Cholesterin

Normalwert: > 40 mg/dl (> 1,0 mmol/l)
Aufgabe: Blutfett
Erhöhung: Schutz vor Arteriosklerose
Erniedrigung: Arterioskleroserisiko erhöht

Kalium

Normalwert: 3,6–5,0 mmol/l
Aufgabe: Erregungsleitung an Nerven und Muskeln,
wichtig für die Erregungsleitung am Herzen

Erhöhung: Nierenerkrankungen, Medikamente
Erniedrigung: erhöhte Verluste, z. B. Durchfall,
»Wassertabletten«, Abführmittel

Kalzium
Normalwert:
2,1–2,6 mmol/l (8,4–10,4 mg/dl)
Aufgabe: Knochenaufbau, Reizleitung von Nerven
auf Muskeln
Erhöhung: Überfunktion der Nebenschilddrüse,
Überdosierung von Vitamin D
Erniedrigung: Unterfunktion der Nebenschilddrüse,
Vitamin-D-Mangel

Kreatinin
Normalwert:
Männer   < 1,1 mg/dl (< 97 μmol/l)
Frauen   < 0,8 mg/dl (< 71 μmol/l)
Aufgabe: Endprodukt des Muskelstoffwechsels
Erhöhung: chronische Nierenerkrankungen

LDH (Laktatdehydrogenase)
Normalwert: < 250 U/l
Aufgabe: Enzym
Erhöhung: Herzinfarkt, Hepatitis

LDL-Cholesterin
Normalwert:
100–130 mg/dl (2,6–3,4 mmol/l)
Aufgabe: Blutfett
Erhöhung: Arterioskleroserisiko erhöht
Erniedrigung: Arterioskleroserisiko gesenkt

Leukozyten
Normalwert: 4 000–10 000/μl
Aufgabe: Abwehrfunktion
Erhöhung: (bakterielle) Entzündungen,
          Infektionen
Erniedrigung: Virusinfektionen, Strahlen- und
          Chemotherapie

Lipase
Normalwert: < 60 U/l
Aufgabe: Enzym der Bauchspeicheldrüse
Erhöhung: Entzündungen der Bauchspeicheldrüse,
          akute Erkrankungen der Bauchorgane

Lipoprotein (a)
Normalwert: < 30 mg/dl
Aufgabe: Blutfett
Erhöhung: Risikofaktor für Herz-Kreislauf-Erkrankung

Lymphozyten

Normalwert: 1 500–3 000/µl

Aufgabe: Gruppe der weißen Blutkörperchen,
Abwehrfunktion

Erhöhung: Infektionen, Hepatitis

Erniedrigung: Tumorerkrankungen, Aids,
Strahlentherapie

Magnesium

Normalwert:
0,7–1,0 mmol/l (1,7–2,4 mg/dl)

Aufgabe: Erregungsübertragung zwischen Nerven
und Muskeln

Erhöhung: Nierenerkrankungen, magnesiumhaltige
Medikamente

Erniedrigung: gestörte Aufnahme durch den Darm,
Alkohol

Monozyten

Normalwert: 285–500/µl

Aufgabe: Fresszellen, Gruppe der weißen
Blutkörperchen

Erhöhung: abklingende Infektionen,
Darmentzündungen

Natrium

Normalwert: 135–145 mmol/l

Aufgabe: Regulierung des Wasserhaushalts

Erhöhung: Flüssigkeitsmangel, chronische Nierenerkrankungen

Erniedrigung: Entwässerungstabletten, Nierenschwäche,
Herzschwäche

Phosphat

Normalwert: 2,6–4,5 mg/dl (0,84–1,45 mmol/l)

Aufgabe: Bestandteil der Knochen

Erhöhung: Nierenerkrankungen, Knochentumoren,
Unterfunktion der Nebenschilddrüse

Erniedrigung: übermäßiger Alkoholkonsum,
Nierenschwäche, Überfunktion der
Nebenschilddrüse

PSA gesamt
(Prostataspezifisches Antigen)

Normalwert: < 4 ng/ml (altersabhängig)

Graubereich: 4–10 ng/ml

Aussage: Tumormarker

Erhöhung: gutartige Prostatavergrößerung,
Prostatakrebs

Partielle Thromboplastinzeit (PTT, APTT)

Normalwert: 28 bis 40 Sekunden

Aussage: Maßstab für die Blutgerinnung

Erhöhung: Therapie mit Heparin, schwere Lebererkrankungen

Quickwert

Quicktest Normalwert: 70–130 %

INR Normalwert: 0,9–1,15

Aussage: Maßstab für die Blutgerinnung

Erniedrigung: Therapie mit Gerinnungshemmern, Lebererkrankungen

Retikulozyten

Normalwert:

0,5–2,0 % (Anteil an den Erythrozyten)

Aufgabe: junge rote Blutkörperchen

Erhöhung: akuter Blutverlust, Leberzirrhose, Aufenthalt im Hochgebirge

Erniedrigung: Eisen- oder Vitaminmangel, Knochenmarkerkrankungen

Thrombozyten (Blutplättchen)
Normalwert: 150 000–400 000/µl
Aufgabe: zuständig für Blutgerinnung
Erhöhung: Infektionen, Tumoren
Erniedrigung: Leukämie, durch Medikamente und Alkohol

Thyroxin (T4)
Normalwert:
Gesamt-T4   71,2–141 nmol/l
Freies T4 (fT4)   10,0–28,2 pmol/l)
Erhöhung: Überfunktion der Schilddrüse
Erniedrigung: Unterfunktion

Trijodthyronin (T3)
Normalwert:
Gesamt-T3   1,49–2,6 nmol/l
Freies T3 (fT3)   5,3–12,1 pmol/l
Erhöhung: Überfunktion der Schilddrüse
Erniedrigung: Unterfunktion

TSH (Thyreoidea-stimulierendes Hormon)
Normalwert: 0,27–2,5 mU/l
Aufgabe: Vermehrte Bildung der Schilddrüsenhormone
Erhöhung: Unterfunktion der Schilddrüse
Erniedrigung: Überfunktion

Transferrin
Normalwert: 200–360 mg/dl (2–3,6 g/l)
Aufgabe: Transporteiweiß für Eisen
Erhöhung: Eisenmangel, Schwangerschaft
Erniedrigung: Entzündungen, Eiweißverluste, Leber-
erkrankungen

Triglyzeride
Normalwert: < 150 mg/dl (< 1,71 mmol/l)
Aufgabe: Blutfett
Erhöhung: ernährungsbedingt, Lebererkrankungen
Erniedrigung: Schilddrüsenüberfunktion

Zink
Normalwert im Serum: 0,60–1,2 mg/l (9–18 µmol/l)
Aufgabe: wichtig für Wundheilung und Abwehrsystem
Erhöhung: Einatmen von Zinkdampf, übermäßige
Zinkaufnahme
Erniedrigung: chronische Infektionen, Schwermetall-
belastungen

Übersicht Laborbasisprogramm

Welche Laborwerte werden bei Verdacht auf eine
Erkrankung oder Störung bestimmt?

Bei Verdacht auf	Laborwerte
Lebererkrankung/Störung	Transaminasen GOT (= AST) und GPT (=ALT), Gamma-GT, Bilirubin, alkalische Phosphatase (AP), Cholinesterase (CHE), Gesamt-Eiweiß, Elektrophorese, LDH, Gerinnungswerte, Kupfer; Urinuntersuchung auf Bilirubin, Urobilinogen und Farbe
Fettstoffwechselstörungen	Gesamt-Cholesterin, HDL und LDL, Triglyzeride, Lipoprotein (a)
Gallenerkrankung/Störung	Bilirubin, Alpha-Amylase, Lipase, Trypsin, CRP
Diabetes mellitus	Nüchtern-Blutzucker (BZ), BZ-Tagesprofil, Glukosetoleranztest (oGTT), HBA1C, Cholesterin, Triglyzeride; Zucker, Keton, Albumin im Urin
Blutarmut (Anämie)	Großes Blutbild, MCV, MCH, MCHC, Retikulozyten, Ferritin, Transferrin, Vitamin B12, Folsäure, Eisen; Test auf okkultes Blut im Stuhl
Entzündung	CRP, BSG, Eiweiß-Elektrophorese

Bei Verdacht auf	Laborwerte
Fieber, unklares	Großes Blutbild, Blutkörpersenkungsgeschwindigkeit (BSG), C-reaktives Protein (CRP), GPT, GOT; Urinuntersuchung; weiterführend: Blutkulturen auf Erreger
Nierenerkrankung/Störung	Gesamt-Eiweiß, Kreatinin, Kreatinin-Clearance, Harnsäure, Harnstoff, Elektrolyte (Kalium, Natrium etc.); Urinuntersuchung (u. a. Eiweiß, Sediment, spezifisches Gewicht, Farbe), Urinkultur auf Bakterien
Störung oder Erkrankung der Bauchspeicheldrüse	Lipase, Pankreas-Amylase, Chymotrypsin, Pankreaselastase, CRP
Allergie	Differenzialblutbild, Gesamt-IGE, allergenspezifisches IgE; Hauttests, BSG
Gelenkerkrankungen	Großes Blutbild, Harnsäure, Blutsenkung (BSG), C-reaktives Protein (CRP), Rheumafaktoren, Tests auf Antikörper, alkalische Phosphatase (AP), Knochen-AP, Elektrolyte (Kalzium, Natrium etc.)
Herzinfarkt	Troponin, Myoglobin, CK-MB, LDH, GOT (=AST), CRP + EKG
Prostataerkrankungen	PSA, freies PSA, Quotient freies PS/Gesamt-PSA, PAP; Urinuntersuchung

Maßeinheiten und Gewichte

l	Liter	
dl	Deziliter	(1 dl = 0,1 Liter)
ml	Milliliter	(1 ml = 0,001 Liter)
µl	Mikroliter	(1 µl = 0,000 001 Liter)
nl	Nanoliter	(1 nl = 0,000 000 001 Liter)
pl	Pikoliter	(1 pl = 0,000 000 000 001 Liter)
fl	Femtoliter	(1 fl = 0,000 000 000 000 001 Liter)
g	Gramm	
mg	Milligramm	(1 mg = 0,001 Gramm)
µg	Mikrogramm	(1 µg = 0,000 001 Gramm)
ng	Nanogramm	(1 ng = 0,000 000 001 Gramm)
pg	Pikogramm	(1 pg = 0,000 000 000 001 Gramm)
fg	Femtogramm	(1 fg = 0,000 000 000 000 001 Gramm)
mol	Molekulargewicht in Gramm	mol = Masse von 6×10^{23} Teilchen
mmol	Molekulargewicht in mg	(1 mmol = 0,001 Mol)
µmol	Molekulargewicht in µg	(1 µmol = 0,000 001 Mol)
nmol	Molekulargewicht in ng	(1 nmol = 0,000 000 001 Mol)
pmol	Molekulargewicht in pg	(1 pmol = 0,000 000 000 001 Mol)
fmol	Molekulargewicht in fg	(1 fmol = 0,000 000 000 000 001 Mol)
U	Unit, Maßeinheit für die Aktivität von Enzymen	
IU	International Unit (Einheit)	
IE	Internationale Einheit	
ppm	parts per million	

Register

Literatur

Bierbach, Elvira (Hrsg.):
Naturheilpraxis heute. Lehrbuch und Atlas.
Urban & Fischer Verlag/Elsevier GmbH, 5. Auflage 2013

Lohmann, Maria:
Laborwerte verstehen.
Weltbild Verlag, Augsburg, 23. Auflage 2008

Lohmann, Maria:
Einstieg in die Naturheilpraxis.
Urban & Fischer Verlag/Elsevier GmbH, München, 3. Auflage 2007

Neumeister, Birgid:
Klinikleitfaden Labordiagnostik.
Urban & Fischer Verlag/Elsevier GmbH, München, 4. Auflage 2009

mankau
Bücher, die den Horizont erweitern

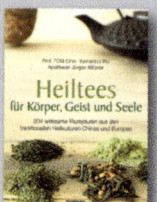
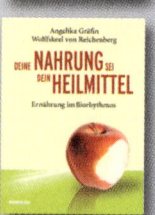
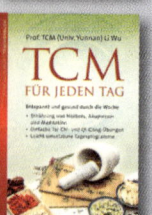